平凡社新書

854

老いない人は何を食べているか

松生恒夫

MATSUIKE TSUNEO

JN174592

HEIBONSHA

老いない人は何を食べているか●目次

はじめに

ポール・マッカートニーはなぜ若い？

「老いない人」は、いったい何を食べているのでしょうか。

それはその人の見た目と関係があるのかもしれません。そして、見た目は運動機能や脳神経機能などの総合力ともいえるでしょう。

では、いわゆる人の見た目とは、何なのでしょうか。顔の表情、顔の皮膚の状況、身体とくに軀幹《くかん》（胴体部分）の状況など、一瞬にして目に入る全身が「見た目」といえるのかもしれません。

国語辞典によれば、見た目とは、外から見たときのそのものの印象、ということになるのだそうです。

私は、消化器内科医として、毎日のように胃腸の具合が悪い人を診察しています。とくに、初診で来院する人は、見た目の第一印象によって健康かそうでないかがすぐにわかります。また顔の表情、腹部周囲や全身の状態に目がいくのです。その第一印象で、「老いない人」がいることに気づいたのです。

誰もが見た目は若くみられたいものです。これは、私も50歳を過ぎた頃から思うようになりました。しかし、見た目は1日でつくれるものではなく、毎日のつみかさねだといえるでしょう。とくに、食生活の関与は大きいのではないかと思われるのです。つまり、何でも食べることがある意味でよいのですが、その結果、体や見た目をよくすることにも、悪くすることにもつながるからです。

ところで私は、40年以上も前からポップ・ミュージックのファンで、様ざまなライブを観てきました。そして最近おどろかされたことのひとつに、2017年4月に来日したポール・マッカートニーのコンサートがあげられます。

ポール・マッカートニーは1942年6月18日生まれの74歳と、一般常識で考えれば、ロック・コンサートをおこなうことなど、かなり困難になってくる年齢ともいえるでしょう。しかし、2017年4月30日の東京ドームにおけるライブでは、この疑いは見事にはずれました。

何と、驚くことに2時間40分前後にわたって、ほとんど、とぎれることもなく30曲以上もの曲をギター、ベース、ピアノなどを弾きながら歌い、とてもパワフルなステージを披露してくれたのです。しかも水分補給をほとんどせずにです。本当に74歳なのかと疑うくらい顔の表情は若々しく、声量のおとろえもほぼ感じられませんでした。

いったい、ポール・マッカートニーのパワーはどこからわいてくるのでしょうか。

黒のジャケットをぬいで、白シャツ1枚になっても、ほとんどお腹のまわりの肥満はあまり感じられず、体型もスマートに維持されていたのです。むろん、20代のときと比較すれば、多少は横にも拡張していましたが、他のイギリスやアメリカの同年代のロック・スター（たとえば、アメリカのグループで、クロスビー・スティルス・ナッシュ&ヤングなど）と比較したら、はるかにスマートなのです。

この歌のパワーといい、スタイルといい、いったいそのエネルギー源はどこにあるのでしょうか。それは見た目に影響する、毎日の食生活やライフスタイルなどが関与しているのでしょう。

では、ポール・マッカートニーは、いったいどのような生活や食事をしているのでしょうか。これを解明するのは、なかなか困難ですが、その一例として、2002年3月のワールド・ツアーのときのことをまとめた『ポール・マッカートニー イーチ・ワン・ビリービング』（プロデューサーセンター刊）という書籍が参考になるでしょう。

2002年3月のワールド・ツアー時には、9人の料理人からなるチームが同行していたそうです。たとえば、コンサートのある日には、250食以上の有機ベジタリアン食をつくっていました。ランチ6種類、ディナー8種類のコースが用意されていたのです。その内容は、イタリア料理、メキシコ料理、日本料理などで、ブラウンソースをかけたエッグ&チップスは、すぐになくなってしまうのだそうです。

ある日のメニューとして、トマトソースのベイクド・チーズ・ラビオリとロースト・ベジタブル付きのボレンタ、アジアの野菜を添えたうどん、チリ味のペンネ、ドライトマトのパスタ、アスパラガス、ガーリック風味のマッシュポテトなどが掲載されていました。どれも肉類、魚類をいっさい使用していないのですが、とてもおいしそうです。

ポールは、スタミナの秘訣について、この本の中で次のように述べています。

「あなたのスタミナの秘訣はベジタリアン料理ですか？」

という質問に対して、

「何らかの関係はあるかもね。ベジタリアンになって25年以上になるけど、すこぶる健康だ。ベジタリアンだからかどうかはわからないけど、関係はあると思うよ。医者はたいていヘルシーな食事だって言うしね。僕は素材のいい物を食べてるのさ。野菜と、あとフルーツも大好きだ。別に健康のためにそうしてるわけじゃなくて、爽快な気分にしてくれるからね。そうでないものは食べない。肉も野菜《ママ》（魚）も、顔のついているものは何もかも食べない——だから、それも関係しているのかもね。（中略）当時（ビートルズ時代）は、年に360日……少なくとも350日は働いていたんだ。それ以上の休みはもらえなかった。僕らは仕事が好きだったし、有名になりたくて仕方がなかったし、どんなコンサートでもオファーがあれば受けたし、マネージャーは僕らを働かせ続けた。それが、とてもいい運動になっていたと思う」

と、述べています。

以上のようなこと、つまり菜食にして、ワールド・ツアーをおこなっていることが、ある意味で健康につながっていると述べています。つまり、ポール・マッカートニーは、食べ物の種類に注意し、適度な運動をすること、ストレスが少なく楽しんで生きていくことが健康につながると示唆しているのです。

では、私たちのように普通の日常を送っている人は、どうしたら、高齢になっても健康的で見た目も若々しく過ごせるのでしょうか。そのために、食を中心に日常生活の過ごし方などを問い直したいと思うのです。

きっと皆さんも、この本を読むことで、見た目と健康を保つための改善のきっかけになると思います。是非、本書で取り上げたような食のスタイルやライフスタイルを理解して、可能なものは取り入れて、健康的な日常生活に役立てていただければと思います。

第1章

なぜ、人は老いていくのか

老化という現象

老化とは、いったいどのような現象のことなのでしょうか。

老化（抗加齢）を専門とする後藤眞先生は「老化とは、成熟以降にはじまる、時間経過による非可逆的な、生理的な全身性の衰弱性変化で、死の確率の増加する現象」と定義しています。また東京大学大学院医学系研究科循環器内科学の赤澤宏先生は、「老化は、加齢に伴う身体的あるいは精神的変化で、老化によって全身性に不可逆的な退行性変化が生じるが、老化そのものは生理的変化であって病気や疾患ではない」と述べています。

老化は、一般的には、生理的な現象と考えられていますが、病理的な現象も必ず併存するため、病気だと考える研究者もいて、アンチ・エイジング（老化防止）医学の可能性を探っています。

いずれにしても、加齢にともなう様ざまな環境因子や遺伝因子によって、高血圧や動脈硬化、心不全、糖尿病、認知症、骨粗鬆症、癌などのいわゆる老化関係による疾患が併発しやすくなるので注意が必要なのです。

老化の特徴としては、次の4項目が指摘されています。

① 老年期に普遍的に認められる
② 内在的変化であり、外的要因に左右されない（ただし、カロリー・リストリクション〔カロリー制限〕などにより、調節できる可能性あり）
③ 発生、発達、成熟に続く、進行性でなおかつ非逆行性変化である
④ 健康に有害な作用を示す点で、生理的な現象である発生、発達、成熟と大きく異なる

代表的な老化の進行のひとつにメタボリック・シンドロームがあげられます。メタボリック・シンドロームは、内臓肥満、高脂血症、高血圧、高血糖からなる老化促進病の代表的な疾患です。というのは、過剰に蓄積された脂肪細胞から過剰産生されるTNF－α（腫瘍壊死因子）、TGF－β（細胞へ働くタンパクの一種）、MC

P－1（モノサイト－ケモタフティグプロテイン－1）、アディポサイトカイン（脂肪細胞の一部とされる生理活性物質）などの様ざまな物質が、動脈硬化や糖尿病（予備軍）などの病気を引き起こす可能性が考えられているからです。

加齢による消化管の変化

消化管とは、頭頸部から胸部、骨盤を経由する長い管で、口にはじまり肛門で終わるものです。上から順に、口、食道、胃、小腸（十二指腸、空腸、回腸）、大腸（盲腸、上行結腸、横行結腸、下行結腸、S状結腸、直腸）に区分されています。

多くの健康関連の本には、消化管＝「腸」とひとことで書かれているものが多いのですが、小腸と大腸をひとまとめにしてはいけません。というのは、主なる役割が異なるからです。小腸は消化・吸収、そして免疫。大腸は排泄（一部吸収）、そして一部免疫と、大きくその役割が分かれているからです。

消化管の加齢に対する変化は、完全には解明されていない部分もありますが、全体的にいえば、機能は低下してくることになります。

腸の動きに大きく関与する腸管神経細胞に関していえば、小腸における小腸筋層間神経叢の神経細胞の密度と平滑筋の厚さを、若年者と高齢者で比較したところ、高齢者において、神経細胞数の密度が34パーセントに低下していたそうです。また、小腸平滑筋の厚さに変化はなかったそうです。

腸管神経細胞の密度は、腸管蠕動《ぜんどう》運動に関与してくるので、高齢者では、腸の動きが低下してくるものと示唆されます。

また、「腸管壁の破裂に対する強さ（弾力性）」を年齢別、部位別に比較した京都府立医科大学解剖学教室の岩崎先生らの研究データでは、直腸がもっとも破裂に対して強く、次いで、下行結腸となるとのことです。各部位とも10代がもっとも破裂に対して強く、以後、加齢とともに徐々に低下し、高齢者における便秘の発生とも関連があるだろうと述べています。

腸の機能低下

老化から逃れることは、誰にもできません。しかし、その老化から少しでも遠ざかりたいと誰もが思い抱いているはずです。だからこそ、抗加齢（アンチ・エイジング）という考え方が生まれたのだと思います。

見た目は、このアンチ・エイジングによって大きく左右されます。しかし、アンチ・エイジングといっても、この流れに100パーセントのストップをかけることはできません。ですので、その流れをゆっくりとすること、つまりスロー・エイジング（ゆっくり老化していく）で見た目を保つという考え方も生まれました。

皮膚は、見た目の中でもっとも問題となる部分です。毎日、新しく来院する患者さんの顔の皮膚と年齢を比較してみてますと、明らかに、50歳以上から年齢と皮膚の状態の差が大きくなると感じるのです。

さらに腸の機能をみても、加齢は免れません。腸管壁の弾力性は20歳時と比較して、75歳の時点で約30パーセントも低下するのです（次ページの図参照）。ですから、少しでも腸の機能を維持したいのであれば、腸に負担をかけない日常生活、たとえば食生活やライフスタイルを心がけなければなりません。それが、見た目にも重要

加齢にともなう腸の弾力性の変化

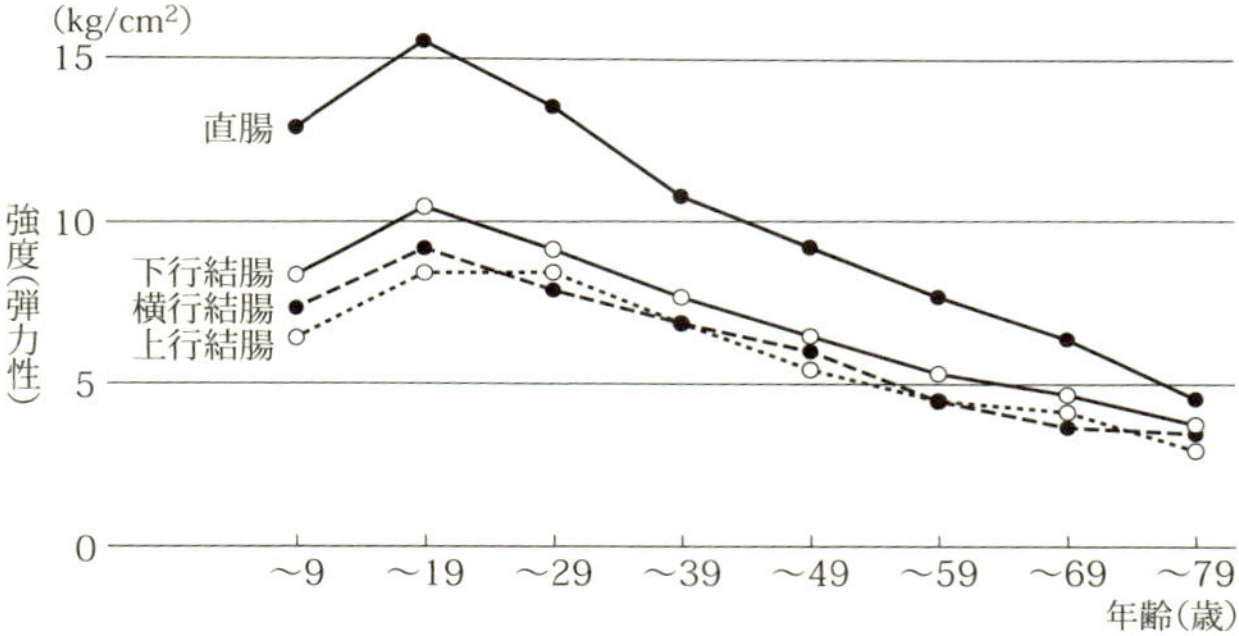

出典：「ヒト腸管壁各部分の強さの年齢比較」(Hosoda S. et al.,"Age-Related Changes in the Gastrointestinal Tract", *Nutrition Review* 50, 1992)

な皮膚のハリともつながってくるのです。

実際、患者さんを診察していると、70歳を過ぎてくると、男女とも腸管機能が低下するためか、排便障害を訴えてくる人が増加します。また、断続的な便秘を抱えていると、生活全体に悪影響を与え、新陳代謝を阻害するだけでなく、皮膚や臓器を痛め、さらに心身ともに影響を及ぼすのです。

アメリカでおこなわれた、便秘が患者の生存率に及ぼす影響を調べた結果によると、１９８８年から93年にミネソタ州に住む20歳以上の人に対して、慢性的な便秘がある人とない人を２００８年まで追跡調査したところ、明らかに慢性的な便秘なしと答えた人の方が生存率は高かったのです。

その点から、ゆっくりと加齢していくためにも、少しでも排便状態を良好に保つことが有用と示唆されるのです。これは皮膚、強いていえば見た目にも大きく関与してくるのです。

加齢による筋量・筋力の減少

老化にともない、運動機能に関与する骨格筋、骨、軟骨、関節などに様ざまな変化が生じ、歩行などの運動機能の低下や、日常生活動作（Activity of Daily Living：ADL）の制限や痛みが出現してくることになります。

老化により、骨格筋は自覚の有無に関係なく、萎縮などが認められ、筋力低下につながっていきます。さらに骨密度の低下は、とくに高齢の女性に顕著に認められ、これが骨粗鬆症の発症要因になるといわれています。

最近の概念でよく知られるようになったのが、サルコペニアです。サルコペニアとはギリシャ語に由来し、sarx は筋肉を、penia は減少、喪失を意味します。

つまり、日本語でいえば、加齢性筋肉減少症とする疾患とされています。サルコペニアは、加齢にともなう進行性の筋量と筋力が減少する症候群で、QOL（生活の質）の低下、身体障害、さらには死の危険をともなうことにもつながるのです。

サルコペニアには、ロコモティブ・シンドローム（要介護の状態）やメタボリック・シンドローム、あるいは腎障害や癌などを合併することもあるのです。

サルコペニアの定義は、①筋肉量減少、②筋力低下、③身体機能低下で、この3つの要因を総合して診断することが必要とされています。

ここで、サルコペニアに関する簡単なチェックとして、4つの目安を示したいと思います。

①　歩くのが遅くなった（横断歩道を青信号で渡りきれない）
②　手すりにつかまらないと階段が上がれない
③　ペットボトルのキャップが開けにくくなった

④　ふくらはぎの指わっかテストで指が重なってしまう

④の指わっかテストとは、簡単な筋肉量テストで、両手の親指と人差し指で、ふくらはぎのもっとも太い部分を囲んだとき、女性は指がくっつかなければ、サルコペニアの可能性は低いでしょう。男性はふくらはぎのもっとも太い部分が31センチメートル以上であれば、サルコペニアではないと考えられています。

では、サルコペニア予防としては何に注意すればよいでしょうか。

それは、栄養改善と運動です。栄養面では、タンパク質をしっかり摂ること。筋肉を維持するなら、1日に体重1キログラムあたり1グラムのタンパク質を摂るとよいそうです。つまり体重60キログラムの人であれば、タンパク質60グラムを摂ればよいのです。タンパク質は、肉や魚の動物性、大豆などの植物性などバランスよく摂ることがポイントです。

第2章

老いの程度を決定する「見た目」

「見た目」に関する2つの調査

ここに「見た目」に関する2つの調査があります。

ひとつ目は、2012年2月1日に公表した「博報堂 エルダーナレッジ開発 新しい大人文化研究所」がおこなった40～60代の男女の意識変化についての調査報告です。そして2つ目は、電通が2012年4月19日に公表した「腸内美活推進委員会」（30代、40代女性を対象）の報告書です。

データとしては少し古いのですが、とても参考になると思われますのでみていきたいと思います。

「博報堂 エルダーナレッジ開発 新しい大人文化研究所」が、「〝新しい大人世代〟の言われて嬉しい言葉」として、次のようなことを公表しました。

いまの40～60代は〝見た目〟が大事。「成熟」よりも「センス」。頑固親父は過去のものに。
・言われて嬉しい言葉「若々しい：42・4％」に続き「センスがいい：37・2％」。従来の褒め言葉である「成熟した：8・1％」を大きく上回る。
・一方「言われて不愉快な言葉」1位「頑固だ：42・5％」。物事への柔軟な対応や個性を重視。
・60代でも「若々しい見た目でありたい」が7割。〈がんこジジイ〉から〈若さと見た目の60代〉へ。

この世代の意識は従来の価値観から大きく変わり、人生を前向きにとらえ、若々しくありたいとする人たちを〝新しい大人世代〟と名づけています。

また、この調査結果から、従来の中高年の意識にあった「老い」「余生」といった〝下り坂〟の人生観は〝絶滅〟しかかっていることもわかりました。従来の中高年は、40代が働き盛り、50代で下り坂がはじまり、60代になると余生になって長生きが目標になる、とみられてきました。

しかしながら、現代の中高年は、そうした従来型の人生カーブとは180度異なるといってもいいほどの人生観でとらえているのです。年を重ねることを「加齢」とはとらえない、つまり見た目重視で、エイジレスな感覚をもった新しい世代が登場してきたのでしょう。

2つ目に、電通による「腸内美活推進委員会」での報告を取り上げたいと思います。この委員会では、美容を目的とした腸内環境改善のための腸内ケアを〝腸内美活〟と名づけ普及活動をおこなっていて、30代・40代の女性を対象として「素顔と腸に関する調査」を実施しました。

その調査結果によると、多くの女性（90パーセント以上）が何らかの腸の悩みを抱えていることがわかったのです。さらに、自分の腸内環境が悪いと思うかとの質問に対して、「悪い」もしくは「やや悪い」と答えた人が7割以上にも上り、その影響を具体的に聞くと、

「肌が荒れる・調子が悪くなる」83・2％
「体重が増える・太る」77・2％
「ストレスがたまる・生活が楽しめなくなる」64・4％
「生活習慣病など、他の病気の原因になる」60・8％

と答えたのでした。

さらに腸内ケアと「すっぴん」の関係性に関して、「すっぴんのきれいさは腸の様子を反映していると思う」人が8割以上と、多くの女性がこの2つの間に相関関係があることを強く意識していました。


以上のような2つのレポートをみると、40代になると、見た目が気になりはじめ、とくに女性は見た目と腸の関係を実感しているといえそうです。

また男性も、60歳以上になると見た目と腸の関係が強く出てくるように思います。

というのも、私も外来で患者さんを診察していると、60歳以上の男性で腸の具合が悪い人の中には、見た目以上に年齢が高く見えることが比較的多いからなのです。男女とも、誰もが若く見られたいと思うのは、いまやあたりまえなのかもしれません。

東洋医学の望診（視診）に対する考え方

病院を受診するとわかるように、まず問診として患者さんの話を聞きます。しかし現在、医学とＩＴの進歩のためか、担当医師は、パソコンに症状などを入力するのに夢中で、患者さんの顔もろくに診ないことが多くなったように思います。お腹の調子が悪いということで受診しても、腹部の診察もしないで、検査のオーダーを出したり、投薬をするだけで終わってしまうことが多いのです。

一方で、漢方薬や漢方製剤を中心とする東洋医学では、比較的、患者さんの様子を診ることに重点を置きます。ちなみに私も、東洋医学的な診察法の一部を取り入れています。

東洋医学では、望（視診）、聞（聴覚と嗅覚からの情報を聞知という意味で聞診という）、問（問診）、切（患者の体にじかに触れる診察で、腹診と脈診などがある）の４種類の診察法があり、これを四診と呼んでいます。

これは医師の五感による診察で、いわゆる「証」を決定し、漢方薬や漢方製剤を投薬するときの指針となるのです。

望診は、現代の西洋医学の視診（つまり見た目を観察する）にあたるので、詳しく紹介しましょう。

望診は、体格、顔色、皮膚のつやなどから病気をはねかえす力が充実している状態か、病気をはねかえす力が減少している状態かを知るうえで重要です。実証か虚証かを知るうえでのひとつの方法です。

つまり太っている人が実証ではなく、筋骨がしまり、肉づきのよいものを指すのです。一方、華奢型や内臓肥満や水太りは虚証の場合が多いとされています。望診の中では、舌の所見に種々の病態が反映されているとされ、重要なポイントのひとつにあげられています。西洋医学では、まったく無視されていることのひとつです。

体格、肉づきなどにより抗病反応の強弱を観察することになります。動作、歩行、言語が機敏で明確であれば、精気が充実しているとみなされます。

動作が緩慢なものや性急あるいはものうい（けだるそうな）感じの場合は、それぞれ虚実な状態を指すのです。


次に眼、顔色についてです。

眼に力があり、はつらつとしていれば精気（元気）が保たれていると考えられます。眼勢に力がないものは気虚《ききよ》（気が不足している。たとえば、目がうつろで力がないなど）が考えられます。またアルコールを飲んだときの赤みのある顔色は、熱証などといわれているのです。

顔色が蒼白であれば気虚、または血虚《けつきよ》（血が不足している。たとえば、目まいや立ちくらみなど）とされ、虚証の状態が考えられます。

黄色みのある顔色は、脾虚《ひきよ》、黄疸《おうだん》などが考えられます。

頬や鼻の毛細血管の拡張、眼のまわりのくま、顔色の色素沈着など顔から様ざまな情報がわかるのです。

また、皮膚は年齢や性別によって相当の違いがありますが、色つやがよく、適度の潤いとつやがあるものが正常とされています。

眼瞼《がんけん》（まぶた）、顔面や下肢（足）の浮腫状の変化は水滞《すいたい》（むくみ）を示し、その多くは気虚を合併していることが多いとされています。

ところで顔面を含め、頸部から上に汗をかきやすいものは気逆（気の働きがおかしくなる）によるものが多く、皮膚が乾燥し、低栄養状態のもの、皮膚が萎縮または角化異常がみられ亀裂が生じるものは血虚であるとされています。

通常では発汗しないような条件下で、粘液性の少ないサラッとした汗がみられるものは表の気虚によることが多いとされています。さらに頭髪が抜けやすいのは、血虚によることが多く、円形脱毛症は気うつと関連していることが多いとされています。

以上のように、東洋医学における望診では、ことこまかに全身、とくに顔などをチェックし、この状態で漢方製剤の投薬を決定していくのです。

さらに証によって、食事療法を決定していくことになります。

日常生活の中でも、東洋医学的な考え方の基本を知っていれば、自分あるいは他人の見た目によって、おおよその健康状態や腸の状態がわかるといえるでしょう。

腸内環境も「見た目」に影響を与える

見た目は本当に腸と関連があるのでしょうか。腸内環境をよくすれば見た目もよくなるのでしょうか。

以前から経験的にわかっていたことに、便秘になると、皮膚のフキデモノ、ニキビの数が増加したり、皮膚アレルギーなどになるといわれています。つまり腸内環境が悪化すると結果的に見た目が悪くなるのです。

古くから、ヨーグルトなどの乳酸菌を摂ると便秘などが改善されるといわれてきました。

ところで、ヨーグルトなどに入っている動物由来の乳酸菌を「動物性乳酸菌」といい、漬け物、味噌などに含まれる植物由来の乳酸菌を「植物性乳酸菌」といいます。

近年の研究で、この2つには、腸への届きやすさという点で差異があることが判明しています。つまり、動物性乳酸菌の多くは、胃液、腸液の中で死滅してしまい、大腸まで届きにくいのです。一方、植物性乳酸菌は、生命力が強く、酸やアルカリ、温度変化に強いため、胃や腸で死滅することなく、生きたまま届きやすいのです。

生きたまま大腸に届いた植物性乳酸菌は、乳酸を放出して、腸内環境を弱酸性にします。腸内が弱酸性になると、善玉菌が増加します。

日本の伝統食には、しば漬け、野沢菜、すぐき、味噌、しょう油、日本酒などがあります。以前の日本では、植物性の食べ物が非常に多く、それらを保存するために、干したり、塩蔵したりしてきました。貯蔵のために発酵や醸造という方法が発達して、これが漬け物などになっていったのです。

このような理由から、1960年代前後までは、自然と植物性乳酸菌を食べる機会が多く、腸内環境はよかったのです。その証拠として60年代は大腸癌や潰瘍性大腸炎、クローン病などの腸の疾患が少なかったのです。腸にやさしい植物性乳酸菌は、日本の食文化にのっとったものなのです。

では、実際に植物性乳酸菌の効果（エビデンス）を紹介したいと思います。

私のクリニックの「便秘外来」に通院し、問診時に「下剤の常用に不安を感じている」と回答した慢性便秘症の患者さん44名を対象に、試験食品として、生きた植物性乳酸菌（ラブレ菌）を含有するカプセル（1日1カプセル）を摂取してもらいました（この実験は、ヘルシンキ宣言にのっとっておこないました）。

試験は、次ページの図の要領で実施し、1週間の摂取前観察期間ののち、試験食品を4週間、連日摂取していただきました（カプセル摂取期間）。

その結果、摂取前観察期間と比較して、植物性乳酸菌を摂取した期間の下剤使用量が明らかに減少したのです。さらに、摂取前観察期間に比較して、植物性乳酸菌

試験スケジュール

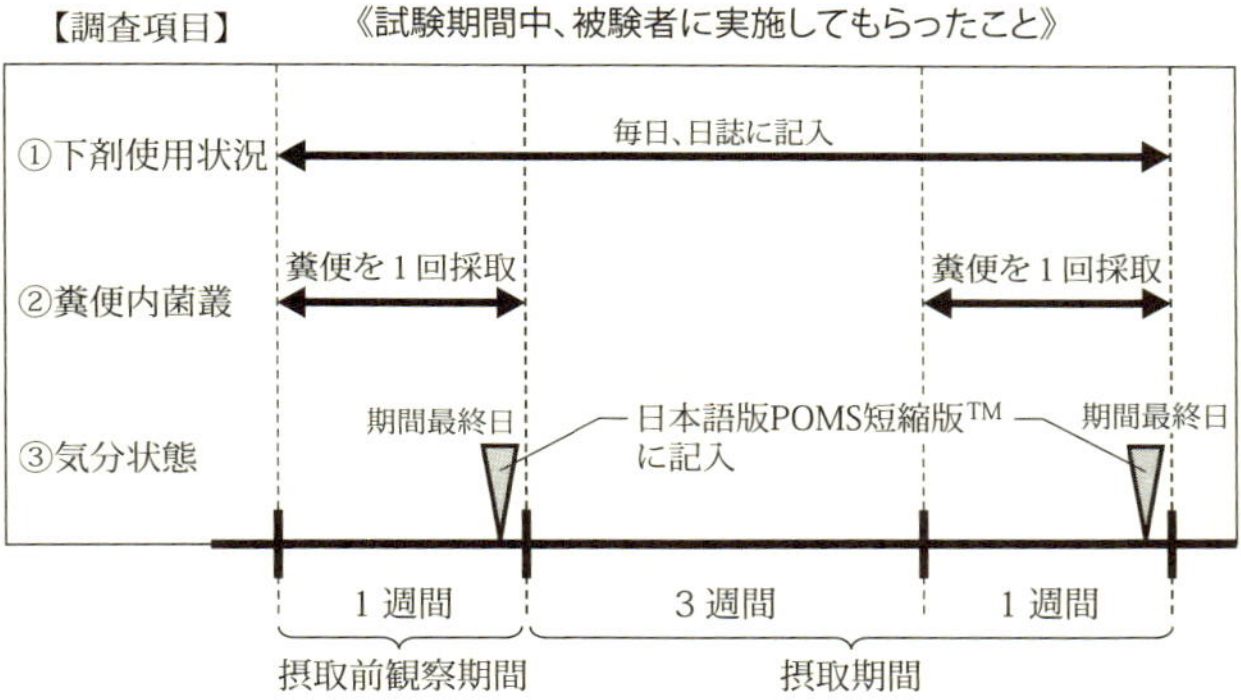

の摂取期間最終日の「緊張‐不安」および「抗うつ‐落ち込み」の標準化得点は、明らかに低い値を示しました。

以上の結果より、植物性乳酸菌の摂取で、慢性便秘症の患者さんの下剤使用量が減ること、患者の腸内で乳酸菌数が増加し腸内菌叢が改善する可能性があること、がわかったのです。つまりこのことは、腸の退化の防止にもつながると示唆されるのです。

さらに、脳と腸の関連は深く（脳腸相関）、腸内菌叢は重要な役割を担っていると考えられるのです。

今回提示した試験結果で、気分の状態とい

った脳に関する項目の変化に下剤摂取などの腸の動きに関連する項目の変化、さらに腸内菌叢の変動が同時に起こっていることは、まさに「脳腸相関」といっても過言ではないのです。植物性乳酸菌は、腸を介して脳へも働きかけているのです。

では植物性乳酸菌の、見た目に大きく関与する皮膚への影響はどうでしょうか。

とくに女性は、便通が悪化すると皮膚の調子も悪くなることを実感されている方も多いと思います。ニキビについても同様で、皮膚科の医師の中に、便通を改善するとニキビ（ニキビのあとが炎症後色素沈着としてシミになり見た目に影響する）の治りが早くなる、という意見をもっている人もいるのですが、このことを科学的に検証した例はありません。

そこで、便通改善効果が確認されている植物性乳酸菌を摂取することが、ニキビにどのような影響を与えるのかを調査しました（小沢皮膚科クリニックにて施行）。

試験は、便秘を自覚するニキビの患者（20例）を対象とし、この人たちを無作為に、植物性乳酸菌を摂取する群（摂取群）と摂取しない群（不摂取群）とに分類しました。どちらの群の患者さんに対しても抗菌性の外用薬を処方し、通常の生活を1週間続けたのち、摂取群には生きた植物性乳酸菌（ラブレ菌）を含有するカプセルを1日1カプセル、4週間にわたって連日摂取していただき、非摂取群には通常の生活をそのまま継続してもらいました。

試験をすべて完了した摂取群7名と非摂取群7名について結果を解析したところ、非摂取群では排便回数に変化がなかったのに対し、植物性乳酸菌摂取群では摂取期間中の排便回数が増加し、便秘の改善を認めました。

一方、ニキビについては、抗菌性の外用薬を全員が使用していましたので、非摂取群でも、ニキビの減少が認められましたが、摂取群では明らかにそれ以上にニキビが減少しました。

いままで、腸内環境が悪化（便秘が悪化）するとニキビが増加するということは体感として経験的にわかっていましたが、実際、植物性乳酸菌を摂取して腸内環境をよくして腸の退化を防げば、皮膚の状況（見た目）も改善するということが判明したのです。
つまり、植物性乳酸菌は、腸内環境を改善し、結果的に脳へのストレスや見た目の改善にも効果的だったのです。さらには、見た目をよくすることが老いないことにもつながると示唆されます。

見た目は、腸内環境が悪化すると悪くなると示されました。

しかし、見た目は毎日のつみかさねともいえるので、見た目を悪化させる紫外線予防、腸内環境改善（食物繊維、植物性乳酸菌、穀物を多く摂るような和食、つまりは60年代の家庭食をバランスよく毎日摂取することがポイント）を意識して毎日を過ごすことが重要だといえるでしょう。

第3章

「老いない人」は何を食べているか

ミック・ジャガーのスリムの秘密

ビートルズと同様に1960年代に結成され、いまなお活動しているグループにローリング・ストーンズがあります。ミック・ジャガーはその中心的メンバーです。ミック・ジャガーは、なぜあれだけスリムで、しかも70歳を過ぎても激しく体を動かしながら歌い続けることができるのでしょうか。

ローリング・ストーンズの3回目（1998年）の来日公演を観たときも、ステージをところ狭しと歌いながら動きまわっていました。ローリング・ストーンズの歴史を振りかえると、60年代というロックの全盛時代には、彼らはドラッグを使用しており、けっして健康的な生活を送っていたわけではないようです。

それがいつのまにか、ロックの過激なステージをキープするためなのか、健康志向となり、ミック・ジャガーにいたっては、ベジタリアンを代表する有名人のひとりに数えられるほどになりました（彼がいつどのようにしてベジタリアンになったかは不明です）。

けれどもベジタリアンになっただけでは、スリムで躍動的な体は手にはいりません。彼はどのようにして体の維持をしているのでしょうか。

その秘密を探ってみましょう。

・スポーツマンだった父親のスパルタ教育

ミック・ジャガーの父親ジョーは、ロンドンのトゥイッケナムのストロベリーヒルに近い、カトリック系のセント・メアリーズ・カレッジの体育講師でした。その後、イギリス・スポーツ健康学の牽引者のひとりとして、アメリカ的スポーツのひとつであるバスケット・ボールを紹介する本を執筆し、さらにはイングランド・スポーツ評議会のメンバーにまでなりました。つまりは、ばりばりのスポーツマンだったのです。

父親は、たえず息子であるミック・ジャガーに運動をすすめました。ミックは毎日午後になると、父親の監視のもとでスクワットや腕立てふせを数百回こなしたのち、庭を20周も走らされたそうです。のちにイギリスのロック・グループであるプリティ・シングスを結成するミック・ジャガーの学友ディック・テイラーは、父親が「ウエイトが終わるまでは外出禁止だ」といっていたのを何回も目撃したそうです。

ミックは、州の奨学生としてロンドン・スクール・オブ・エコノミクスに入学しますが、この頃になっても父親にどなられながら、ウエイトや腕立てふせをしていたそうです。ですから、70年代から80年代にかけてステージのしかけが巨大になっていっても、彼はステージ上で体操選手のような動きをみせることが可能だったのです。

私が1998年の来日公演で観たミック・ジャガーの動きは、まさに運動選手のようでした。ただし、2000年以降になると、ステージの休憩中に酸素マスクを使うようになり、いざというときのためにAED（自動体外式除細動器）がバックステージに備えられるようになったそうです。

・メタボと無縁なミック・ジャガーの体

２０００年以降のミック・ジャガーの写真をみると、見た目のスタイルは以前と変わらずスリムです。顔のシワはより深くなったようにみえますが、これは年齢とともに増えるものなので、多少はしかたないことなのでしょう。

それにしても、この見事なまでのスタイルには、びっくりです。一説によるとミックのウエストは、２０００年以降になっても68センチメートルを保っているそうで、これはおどろきの数値です。

あるミュージシャンがミックに会いにいったとき、コンサートのリハーサルの前に、２時間以上にもわたって、歌いながら室内を動きまわっていておどろいたそうです。ある程度の年齢になると、これくらいウォーミングアップをおこなわないと、２時間以上にもわたるステージをこなすことは不可能なのでしょう。

というわけですから、ミック・ジャガーはメタボリック・シンドロームともまったく無縁だといえるでしょう。

メタボリック・シンドロームの中で、とくに下腹部肥満（内臓脂肪の貯留）は、米国癌協会の２００７年の報告では、大腸癌のリスクを上昇させるともいわれています。ミックの場合、ベジタリアン生活と運動が大腸癌のリスクを回避させているといえるでしょう。

・超健康的な生活

3年前(2014年)、ミック・ジャガーの食生活を特集した記事が、イギリスの「デイリー・メール」誌に載りました。これによると、お抱えのシェフがつくった料理だけを1日3回きっちりと食べ、間食や外食もいっさいしないのだそうです。また、意外にも酒はほとんど飲まず、たばこも吸わないのだそうです。

起床は朝6時、ツアー中は夜11時前に寝てしまうとのこと。さらにツアー前には毎日ジム通いで、13キロメートルのジョギング、水泳、キック・ボクシング、サイクリングなどによるトレーニング……。

これはたいへんな努力ですね。

玄米を中心とした食生活、喜多嶋修

次に、60代後半になっても、見た目も若く、とても健康的な日々を過ごしている音楽家の喜多嶋修さんについてみていきましょう。

私は、小学5年生つまり11歳（1966年）のときより、加山雄三とザ・ランチャーズのファンでした。そして2011年2月、以前よりファンだったランチャーズのメンバーである喜多嶋修さんから、突然会いたいという連絡がありました。とても、びっくりしました。それは、音楽療法に関する依頼だったのです。

ここで簡単に喜多嶋修氏のプロフィールを紹介します。喜多嶋氏は、1949年神奈川県茅ヶ崎生まれで、16歳（高校1年生）で加山雄三とザ・ランチャーズのメンバーとなりました。67年にザ・ランチャーズとして独立し、「真冬の帰り道」を大ヒットさせます。71年に慶応義塾大学卒業後、世界のポップス市場で数多くの有名ミュージシャンと交流しました。その後、和楽器・邦楽に取り組み、独自の音楽を確立していきます。

そして、1972年のイギリス滞在時に、マクロビオティックス（玄米菜食主義の一種）と出会ったそうです。74年にロサンジェルスへ移住し、メジャーレーベルの経営者やアーティストたちと交流、ハリウッドのTVや映画音楽などもプロデュースしています。

2004年に音楽療法士としても活動をはじめ、その後ミュージカラーセラピーを開発しました。そして2011年になってミュージカラーセラピーに関する検討を手伝ってほしいとの依頼があったのでした。

2011年3月に喜多嶋氏と東京で会い、奥様の洋子さんとともにマクロビオティックスを中心とする菜食中心主義者であることを知ったのです（牛肉、豚肉、牛乳などはいっさい摂らないそうです。少量の魚と卵、鶏肉は摂っています）。喜多嶋家は基本的に2回食（朝昼兼用のブランチと夕食）なのですが、1週間のメニューをみていただくとわかるとおり、食物繊維が豊富な食事なので、とても満足感が高いそうです。

では、ある1週間の食事内容を詳しくみていきましょう。

1日目

・ブランチ
主食：有機玄米
エリンギの味噌汁（だし：本ガツオ・昆布）
Organic Dandelion（有機たんぽぽの葉）胡麻和え
有機大根の漬け物（自家製）
焼きシシャモ少々
有機セロリ、ジャコ、山椒の佃煮（自家製）
・夕食
主食：有機玄米お好み焼き　残りめしの玄米に、有機キャベツ・有機長ねぎ・有機胡麻・有機だし・無着色サクラエビ・天然青のり・有機椎茸に有機スペルト粉をよく混ぜ合わせて焼く
有機豆乳クリームスープ（玉ねぎ・椎茸・クスクス・コーンスターチ入り）
有機グリーンサラダ（レタス各種・トマト・豆腐・ししとう入り）　和風ドレッシング

2日目

・ブランチ

主食：有機月見そば（だし：本ガツオ・昆布・椎茸）　有機しょう油・有機みりん　具：あげ・有機長ねぎ・有機卵

・夕食

主食：全粒粉PITAブレッドを用いた蓮根ピザ　トッピング：オリーブオイル・小魚粉で炒めたスライス蓮根

ヨーグルトチーズとゴルゴンゾーラチーズのブレンド

有機グリーンサラダ（レタス各種・ルッコラ・トマト入り）　ドレッシング：ベジネーズ・エキストラバージン・オリーブオイル・自家製だしじょう油

3日目

・ブランチ

主食：有機玄米
筑前煮風煮物（ゴボウ・蓮根・有機人参・有機大根・里イモ・コンニャク・昆布・干し椎茸・地鶏少々）
自家製漬け物（有機大根葉）
焼きのり
・夕食
主食：有機玄米（餅入り）
湯葉鍋（多めの生湯葉の豆乳仕立て）　だし：濃いめの昆布とカツオ　薬味：乾燥柚子

4日目
・ブランチ
主食：有機玄米
有機カボチャの味噌汁（だし：本ガツオ・昆布）

有機納豆
自家製漬け物（有機大根葉）

・夕食
たまにはメキシカン
ブリート（ピコデガヨ・有機アボカド・有機ピントビーンズ・有機地鶏少々・ヨーグルトチーズ）
タコス（ピコデガヨ・有機ピントビーンズ・有機レタス・ヨーグルトチーズ、ちなみにピコデガヨも自家製）　刻み有機トマト・有機玉ねぎ・有機ピーマン・有機ライム・有機パクチー・有機ハラペーニョ少々・有機ガーリック少々・自然塩・自然胡椒

5日目
・ブランチ
焼きそば（無添加麺使用）　有機キャベツ・有機人参・木耳・有機白菜・有機長

ねぎ・天然無着色あげ・有機にんにく少々
中華スープ（だし：昆布・椎茸・朝鮮人参・紹興酒・魚介） 有機豆腐・パクチー

・夕食
オーガニック・ラビオリ トマトソース（有機トマト・有機人参・有機玉ねぎ・ガーリック・オーガニックトマト缶）
オーガニック・ミックスグリーンサラダ

6日目
・ブランチ
主食：有機玄米
焼き魚（天然塩ジャケ）
ルッコラの胡麻和え
自家製漬け物（胡瓜と海藻）
舞茸の味噌汁

・夕食
サンドウィッチ（完全粉・スペルト粉のパン）　自然スモークターキーのスライス少々・有機トマト・有機レタス・有機玉ねぎ・ヨーグルトチーズ　ベジネーズ・有機胡椒少々・無着色からし少々

7日目
・ブランチ
主食：有機玄米
海藻スープ（紹興酒、だし：昆布・椎茸・朝鮮人参・魚介）　木耳・有機豆腐・有機卵少々
チンゲン菜・エビ少々・有機豆腐の中華風あんかけ
自家製漬け物（有機大根・有機胡瓜）
・夕食
主食：有機玄米

鍋物（だし：昆布・カツオ節・干し椎茸） 有機白菜・ゴボウ・春菊・大根・糸こんにゃく・鶏の挽肉団子少々 タレは好みで：有機ねり胡麻・自家製ポン酢

次に食品・食材の分類をしていきたいと思います。

穀物：有機玄米、有機そば、全粒粉PITAブレッド、無添加麺、完全粉、クスクス、有機玄米餅

野菜：エリンギ、有機たんぽぽの葉、有機大根、有機セロリ、山椒、有機キャベツ、有機長ねぎ、有機胡麻、有機椎茸、有機レタス、有機トマト、有機ししとう、蓮根、有機ルッコラ、有機人参、里イモ、有機カボチャ、有機アボカド、有機ピントビーンズ、有機玉ねぎ、有機ピーマン、有機パクチー、有機パラペーニョ、有機ガーリック、木耳、有機白菜、胡瓜、舞茸、チンゲン菜、春菊

タンパク源：焼きシシャモ（少々）、有機卵、豆腐、無着色サクラエビ、生湯葉、有機納豆、有機地鶏（少々）、チーズ少々、天然塩ジャケ、自然スモークター

キー少々、ゴルゴンゾーラチーズ、豆乳、鶏の挽肉少々
調味料・油：本ガツオ、昆布だし、有機しょう油、有機みりん、エキストラバージン・オリーブオイル、自家製だしじょう油、乾燥柚子、濃いめの昆布とカツオだし、中華スープだし（昆布・椎茸・朝鮮人参・紹興酒・魚介）
漬け物・発酵食：味噌汁、有機大根の漬け物（自家製）、有機大根葉の漬け物（自家製）、有機納豆、自家製漬け物（胡瓜と海藻）、自家製漬け物（有機大根、有機胡瓜）

このように食品・食材をみると、穀物、野菜が多く、しかも有機のもので、テーブルに並ぶ食品は手づくりのものばかりなのです。

しかも、食材の種類の豊富さにはおどろかされます。これは、現代の日本人（とくに都市部や若い年齢層）と比較して、まったく異なる内容なのです。ある意味で、1960年代～74年頃までの日本の食生活をそのままアメリカに持っていったともいえるのです。

喜多嶋氏は、人間ドックではまったく異常値がなく、年齢よりもはるかに若くみえます。これは、長い間の食生活が大きく作用していると考えられます。ちなみに有機の食材に関しては、自宅の近くに専門のスーパー・マーケットがあるので、比較的簡単に手にはいるそうです。

玄米菜食主義を説いた石塚左玄

マクロビオティックスの根本となる考え方は、明治時代の陸軍薬剤監であった石塚左玄の著書『化学的食養長寿論』（明治29年）が出発点となっています。

石塚左玄は、１８５１（嘉永４）年に藩医の子弟として福井に生まれました。22歳で医師・薬剤師の資格を取得し、翌年、陸軍軍医試補となります。その後、１８９６（明治29）年に陸軍少尉となり、陸軍薬剤監に任命されます。『化学的食養長寿論』は、この陸軍に所属していた時代に書かれたものです。

その後も、『通俗食物養生法　一名・化学的食養体心論』という本を出版したり、「食養会」を結成し、「化学的食養」雑誌を創刊しています。

『化学的食養長寿論』の中で石塚は、先祖代々伝わってきた伝統的食生活にはそれぞれ意味があり、その土地に行ったら、その土地の食生活に学ぶべきであるという「身土不二」(風土食論)の考え方を発表しています。また食の栄養、安全、選び方、組み合わせの知識とそれに基づく食生活が心身ともに健全な人間をつくるという教育、つまり「食育」の大事さを説いています。

彼の生きた明治時代は、文明開化の時代であり、食の西洋化が進むにつれて、しだいに食生活が変わっていきました。石塚はそのことを戒め、正しい食の在り方を主張しました。

また、彼の食養理論の基本である穀物中心の食事については、「人間の歯の中で臼歯が一番多いのは、穀類を食べるのに適しているからである」という記述もあります。

現代人の観点からみれば、精製されていない玄米は、食物繊維やビタミンの含有量が多いので、とてもすぐれているということになるでしょう。しかし石塚左玄の時代には、食物繊維やビタミンという概念がまだなかったので、前述のような説明がなされたわけですが、結果的にこういった石塚の考え方は、肉食中心の現代においても、健康を維持するための食事として合致するものといえます。

この石塚左玄が考案した玄米菜食主義に、易学（つまり手相や人相をみて運勢を判断する）の考え方を加味させて、当時のフランスやヨーロッパに紹介したのが、桜沢如一でした。

彼は、石塚の玄米菜食を実践して、自分の病気を治したひとりでした。桜沢が、マクロビオティックスと命名したのです。このマクロビオティックスの考え方をアメリカで啓蒙したのが久司道夫ということになります。

久司道夫の主張するマクロビオティックスは、いくつかの段階があり、1960年代にアメリカで出版した本の中で、食事は100パーセント穀物から摂る、というようなことが書かれています。しかし、このような生活を続けると、必要な栄養素が不足することになってしまうので、これは、さすがにちょっと行き過ぎな印象もあります。

60～70年代にアメリカ小児科学会では、成長期の子供にとってマクロビオティックスは危険であることを指摘していますし、実際にこのようなマクロビオティックスの考え方は、年代とともに訂正され、現在では、この100パーセント穀物という考え方は消滅したようです。

マクロビオティックスを実践していた著名人としては、最近ではマドンナや、ビートルズのジョン・レノンと妻のオノ・ヨーコが有名です。ジョン・レノンは60年代後半に玄米菜食にして、体がほっそりとなり、体の動きが活発になったと述べています。

玄米菜食からマクロビオティックスへ

マクロビオティック食の方法は、「全粒穀物、旬の野菜、豆類、海藻類を主体にした、日本型の食事」といわれています。またその構成は、主食、副食、汁物などで構成され、伝統的な日本食の料理構成が基本なのだそうです。

主食は、全粒穀物で、1日の食事量の40～60パーセントを有機栽培の全粒穀物で摂ります。副菜は、野菜や豆類、海藻類を使ってつくります。野菜は1日の食事量の25〜30パーセントを目安に、できるだけその土地でとれた有機栽培のものを選択し、根菜、丸い野菜（玉ねぎ、キャベツなど）、葉野菜をバランスよく使います。

豆類と海藻類は1日の食事量の5〜10パーセント、豆類は、豆そのもののほか、豆腐、納豆などの豆製品、海藻は、わかめ、ひじき、昆布などを摂り入れます。植物性タンパク質が多く含まれ、カルシウム、ビタミンB_1、ナイアシン、ビタミンE、食物繊維が豊富な豆類は、動物性食品に代わるものです。海藻類は、食物繊維、ビタミン、ミネラルが豊富です。汁物は食事量の5〜10パーセントを目安に、野菜、豆類、海藻類、穀物などを使った味噌汁やスープなどを毎日1〜2杯くらい摂ります。

牛肉、豚肉などの赤身肉は、ほとんどあるいはまったく摂りませんが、鶏肉、卵は、少量を月に数回程度摂っています。また魚介類、甘いものなどは週に数回程度摂っているのです。

次ページの図をみると、玄米を中心とする全粒穀物を摂取、また野菜は有機など

食事法ガイドラインと摂取量

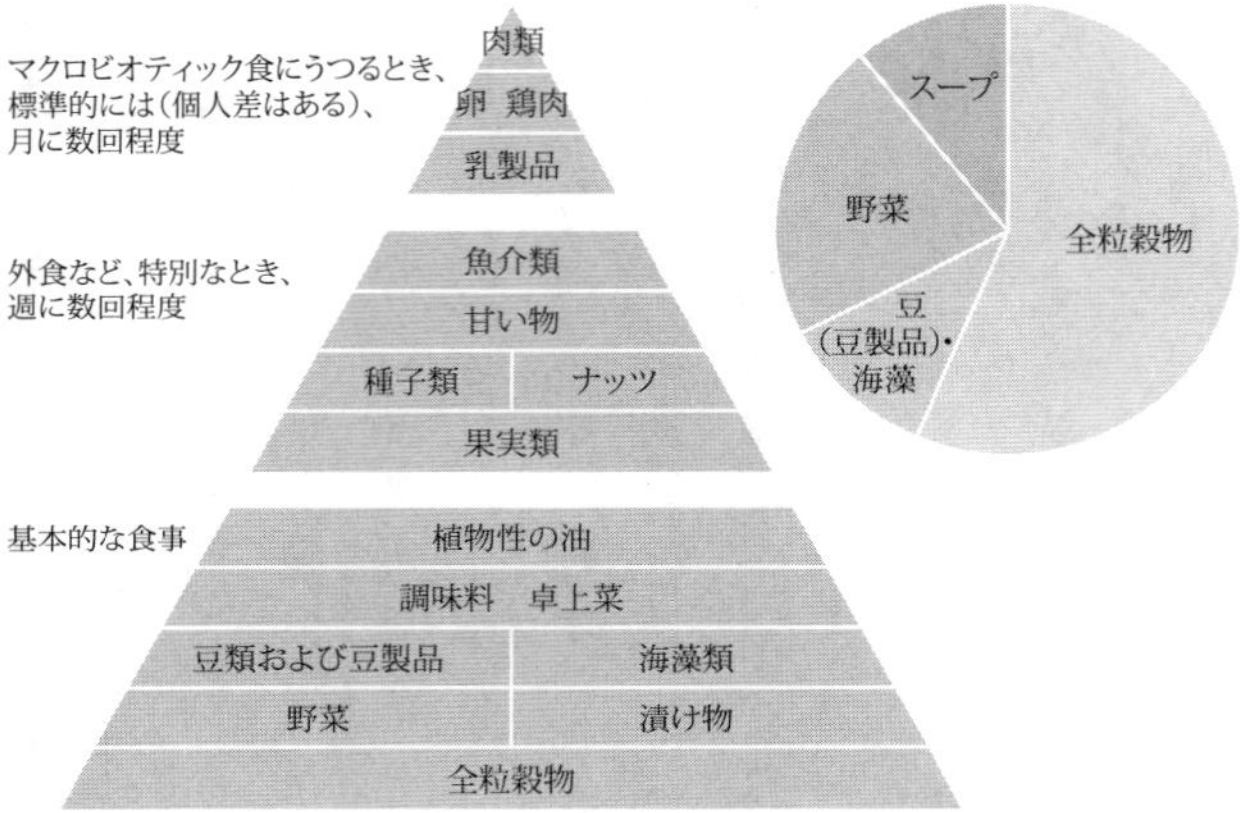

マクロビオティックスが推奨する、食材バランス(上のピラミッド)と標準的な食事摂取量の割合(右の円グラフ)を目安に。　出典：クシ インスティテュート オブ ジャパン

の強固な枠組みがなければ、現代人に有用な和食の一型《いちけい》といってもよいかもしれません。

ただし、あまり教条的になってしまうと、毎日の生活の中で、マクロビオティック食のスタイルを守っていくことは、ストレスの原因となってしまうかもしれません。

とくに便秘症の人は、毎日3食とも玄米食にすると、便秘の症状が悪化することがあります。というのは、玄米はよくかまないと未消化となって腸内に貯留してしまうからです。

ミス日本スマイル賞を受賞した赤須知美の食事

次に、１９８５年にミス日本スマイル賞受賞に輝いた赤須知美さんの食事例をみていきましょう。

現在、赤須さんは、週1回、私のクリニックに看護師として勤務しています。52歳、更年期症状がはじまってちょっと困っているそうです。身長１６５センチメートルで、85年の頃は体重が49キログラム、最大55キログラムまで増加したそうです。見た目は30代後半か40代前半と若々しいと思います。最初に出会った10年前の42歳頃と比べても、見た目の大きな変化はありません。

更年期の対策と見た目の維持で、低炭水化物ダイエット（糖質オフ・ダイエット）をおこなっていましたが、実際の食事内容をみると、極端な糖質オフではなく、比較的ゆるいローカーボ（糖質制限）・ダイエットをしていました。

では、最初にローカーボ・ダイエットをしていたときの、とある1週間の食事内容を詳しくみていきましょう。

1日目

・朝食

りんご1個、ほうれん草、パセリ、レモンスムージー

プロテイン（1杯、以下同じ）

サプリメント（マルチビタミンミネラル、アンチ・エイジング用にその日の体調に合わせて）

・昼食

焼き肉ランチ：ロース、キムチ、わかめサラダ、卵スープ、ごはん半杯

コーヒー

・夕食

納豆そば：そば、納豆、温泉卵、人参、とろろ、カツオ節、のり

味噌汁：豆腐、わかめ

サプリメント

2日目
・朝食
オムレツ（卵3個、チーズ、サルサソース）
コーヒー
サプリメント
・昼食
冷やし中華
・夕食
しゃぶしゃぶコース
お茶
サプリメント

3日目

・朝食
ヨーグルト、ブルーベリー
プロテイン
サプリメント
・昼食
お弁当（幕の内）
お茶
・夕食
カレー、ナン、サラダ、タンドリーチキン
ラッシー
サプリメント

4日目
・朝食

味噌汁（キノコ、わかめ、豆腐）
プロテイン
サプリメント
・昼食
煮卵2個、カレーうどん
お茶
・夕食
焼き鳥（ねぎ間、かも、銀杏、椎茸、アスパラ巻き、つくね）
お茶
サプリメント

5日目
・朝食
りんご、ケール、レモン、セロリのジュース

プロテイン
サプリメント
・昼食
イタリアンコース（タコのマリネ、シーザーサラダ、生ハムメロン、ウニのパスタ、コーヒー、プリン）
・夕食
ステーキ200グラム、温野菜
赤ワイン1本
サプリメント

6日目
・朝食
味噌汁
サプリメント

プロテイン

・昼食

バナナ1本

プロテイン

・夕食

カレーライス、チキンサラダ

サプリメント

プロテイン

7日目

・朝食

味噌汁（キノコ、豆腐）

コーヒー

プロテイン

サプリメント
・昼食
お弁当（幕の内）
お茶
・夕食
だし巻き卵、蓮根のエビはさみ揚げ、もずく、しゃぶしゃぶサラダ、クルミそば
お茶
サプリメント

この1週間のメニューを調査した時期は、どちらかというと糖質オフに近い食事をして体重増加を予防していたそうです。体重も55キログラムから4キログラムほど減ったそうです。でも、メニューをよくみると、けっこう炭水化物を摂っているので、ローカーボ・ダイエットといえるのでしょう。

彼女は、糖質摂取に気をつけ過ぎていたため、その結果、食物繊維の摂取が不足傾向となり、やや便秘傾向をまねいていました。体重は減少したのに、腹囲（お腹まわり）が増長したのが気になったそうです。確かに下腹部がややふっくらしたようにみえたのです。そこで、もう少しもち麦ごはんなどの穀物や、野菜・果実類の摂取を意識することで、食物繊維の摂取量をふやすように指導しました。

では続いて、ある程度、もち麦ごはんなどの炭水化物を増加させた１週間の食事例をみてみましょう。

１日目

・朝食

りんご半分

プロテイン入りコーヒーミルク

サプリメント

・昼食

五目焼きそば（麺半玉）、枝豆

・夕食

牡蠣鍋、わかめ・しらすサラダ、焼き鳥、もち麦ごはん

サプリメント

2日目

・朝食

プロテインシェイク（りんご、キャベツ、パセリ、プロテイン）

サプリメント

・昼食

お赤飯おにぎり、枝豆

サプリメント

・夕食

しゃぶしゃぶコース

サプリメント

3日目

・朝食

りんご、バナナ、ヨーグルト

サプリメント

・昼食

カレーうどん

サプリメント

・夕食

鴨せいろ、だし巻き卵、牡蠣天ぷら、もずく、もち麦ごはん

サプリメント

4日目

・朝食
プロテイン入りコーヒーミルク
サプリメント
・昼食
炭火焼きチキン、枝豆、バナナ
・夕食
麻婆豆腐、前菜五点盛り、レタスチャーハン半皿
杏仁豆腐
サプリメント

5日目
・朝食
りんご
食物繊維入りココアミルク（プロテイン入り）

サプリメント

・昼食

幕の内弁当

サプリメント

・夕食

スパゲティカルボナーラ、シーザーサラダ、タコのマリネ、梅干し

サプリメント

6日目

・朝食

ライ麦パン1枚

エッグベネディクト、サラダ、ヨーグルト

オレンジジュース

サプリメント

・昼食
生春巻き、パパイヤサラダ
ベトナムコーヒー
・夕食
焼き肉、キムチ、わかめスープ、もち麦ごはん
サプリメント

7日目
・朝食
味噌汁（わかめ、豆腐）、のり、ぬか漬け、納豆、卵、サワラ西京漬、赤貝とチーズのサラダ、もち麦ごはん
サプリメント
・昼食
バーニャカウダ、野菜カレー

いちごパフェ

・夕食

フグコース、雑炊

サプリメント

意識的に、もち麦ごはんや野菜・果実類など食物繊維の摂取を増加させることで、多少お腹の調子はよくなってきたそうです。そして便秘もある程度改善されて、比較的簡単に体重減少が可能になったそうです。もちろん、お腹まわりもすっきりとみえるようになってきました。

ただ、どうしても炭水化物抜きダイエットの習慣が抜けないためか、肉類などのタンパク質の摂取過多となっています。

あらためて、日々のもち麦ごはんの摂取でバランスのよい食事を摂るように話したところ、お腹の調子はよくなったようです。

オーガニック・ライフのすすめ

喜多嶋氏の食事内容で注目すべき点のひとつは、オーガニックへのこだわりでした。日本では、あまり浸透していないオーガニックですが、この章の最後に少しだけ考えてみたいと思います。

オーガニックというと、一般的には無農薬で有機栽培された食材を指すことが多いようです。つまり農薬や化学肥料に頼らず、太陽、水、土地、そこに生物など自然の恵みを生かした農林水産業や加工法を指すのだそうです。最近では、このオーガニック（ヨーロッパなどでは、ビオ）という言葉がもう少し広い意味で使われるようになってきている感じがします。

クリエイターとして幅広く活動している高城剛氏は『オーガニック革命』（集英社新書）という本の中で、オーガニックとは、

「もっと人間の本質や考え方、生き方全般に深く関わる、ライフスタイルそのものなのだ。それは〝これからの人生をより良くするための哲学〟であり〝自分自身の精神と肉体をバージョンアップさせる処世術〟なのである」

と述べています。

彼は自身の健康のために、ファストフードやジャンクフードではなく、有機食材を摂るようにしたり、皮膚アレルギーの防止に、オーガニックの化粧品やオーガニック・コットンを使った服を選んでいるようです。食生活においては、少し前に大流行したスロー・フードの考え方に近いのかなと思いました。

このようにオーガニック・ライフが少しずつ普及しはじめていることは、ある意味で、進み過ぎた日本人の生活への警鐘ともいえるかもしれません。

野菜や穀物を育てるのに、農薬を使うことなどほとんどなかった20世紀前半のライフスタイルは、不便であったかもしれませんが、現在、求められているオーガニック・ライフに近いような気がするのです。

ベランダ農園をしている人や、自治体から近所の畑を借りて野菜を育てる人が多いのも、このことの表れと考えられます。そういえば、喜多嶋氏は、ロサンジェルスに移住した後に、野菜の自作自給をはじめたといっていました。まさにオーガニック・ライフを実践していたのです。

以上、3人の食生活をみてきましたが、共通していたのは、

① カロリー・リストリクション（カロリー制限）
② 抗酸化作用を有する野菜・果実類を多く摂る
③ 腸内環境をよくする野菜・果実由来の食物繊維を多く摂る

ということでした。

第4章

腸ストレスこそ老いの原因

腸ストレスとは何か

腸ストレスとは、食べ過ぎ、飲み過ぎはもちろんのこと、炭水化物抜きダイエットや食事抜きダイエット（欠食）などによって腸にかかった負担（ストレス）のことを指します。

私のクリニックの「便秘外来」に来られる方を診察すると、腸ストレスには、大きく分類して、次の４つのタイプがあげられます。

①　肥満症型
②　肥満便秘症型
③　便秘症型
④　やせ便秘症型

①、②はどちらかというと男女ともに中高年の方に多く、③と④は若年の女性に

多く認められる傾向です。

この4つのタイプは、いずれも食物繊維の摂取不足が共通しており、それに加えて、エネルギー摂取量の過多か、あるいは逆にエネルギー摂取量の不足をともなっているケースがほとんどです。

食事内容を聞き取り調査すると、食物繊維の摂取が過多になっている人は、まずいないといってよいでしょう。唯一、玄米食を1日に3回、茶碗に2杯以上で、野菜食中心の人（いわゆる玄米菜食の人）では、食物繊維の摂取量が1日に20グラム以上となるケースが存在しました。

しかし、腸の機能が衰えている人が、この玄米菜食をストイックにおこなうと、便秘が悪化し、かえって腸ストレスがひどくなることもあるので、注意が必要です。

また①や②がさらに進むと、肥満、メタボリック・シンドロームなどで腸に負担がかかり、大腸癌にかかるリスクが増加したり、老化を促進することにもつながってくるのです。つまり腸ストレスが改善されれば、老い（見た目の悪化）を少しでも防ぐことに結びついていくのです。

腸内フローラを改善する

最近、腸内フローラ（腸内細菌叢）という言葉が、あたりまえのように使われるようになりました。よくよく考えてみれば、人間は目にみえない無数の細菌の中に埋もれて生活しているといってもいいでしょう。消化管だけをとっても、その管内に100種、100兆個以上にも及ぶ細菌が棲んでいるそうです。

腸内フローラが存在する消化管には、神経細胞が多数存在し、ネットワークを形成していて、さらには脳とも直結していることが判明してきました。また、ウイルス、細菌などの外敵侵入を防ぐための、多数の免疫を担当する細胞が消化管（とくに小腸）には存在するのです。

また逆に、腸内フローラは、代謝内分泌（糖尿病、肥満、メタボリック・シンドロームなど）、免疫アレルギー（潰瘍性大腸炎、クローン病など）、精神神経疾患、悪性腫瘍（大腸癌など）といった様ざまな病気の発症母地を提供しているともいわれています。

たとえば、

① 炎症性腸疾患（潰瘍性大腸炎、クローン病など）の場合ビフィズス菌が少ない傾向になる
② 大腸癌の場合、腸内フローラの異常代謝が発癌に関与する場合がある
③ アレルギー患者には、有益菌といわれるラクトバチルス菌が少ない
④ 有益菌数が総体的に減少すると、腸内感染症になりやすい

などです。

ですから腸内フローラを正常に回復するようにすれば、病気を予防することが可能になると考えられるのです。そのような考え方から、潰瘍性大腸炎患者に対して、正常者の便を移植するということもおこなわれます。この方法は、一部の症例で成功したこともあるそうですが、まだまだ実験段階です。腸内フローラの改善をめざしたユニークな考え方といえるでしょう。

また、腸内フローラの改善をめざして様ざまな乳酸菌の開発もおこなわれています。

ヨーグルトなどの動物性乳酸菌は、胃液や腸液などの過酷な環境では、なかなか生存できませんが、植物性乳酸菌は、生きて大腸まで到達します。

日本の伝統食に多く存在する発酵食に含有される乳酸菌の多くは、植物性乳酸菌です。

1960年代の日本に、大腸癌、炎症性腸疾患（潰瘍性大腸炎、クローン病）や糖尿病の罹患数が少なかったのは、味噌、漬け物、しょう油などの植物性乳酸菌が、日本人の腸を守って、病気を予防していたと示唆されます。

ですから、いつの時代も、日本古来の伝統的な発酵食が見直されるのです。

腸内環境をコントロール

腸内環境は、次の3つの要素で構成されています。

① 食事因子
② 腸管機能（腸管蠕動運動など）
③ 腸内細菌叢（腸内フローラ）

様ざまな本や雑誌、メディアなどで腸内環境イコール腸内フローラとしているものが数多く認められますが、これは間違いです。正しくは、腸内環境は、この3要素で成りたっているのです。この腸内環境、とくに腸内フローラと各種疾患との関係がしだいにわかってきています。

しかし、腸内フローラが腸内環境の大きな要素であることには、変わりありません。では、あと2つの要素である食事因子と腸管機能はどうでしょうか。

よくよく考えてみれば、人が意識してできることは、食物を口の中に入れることと、排便を肛門でコントロールすることくらいです。

生まれたばかりの赤ちゃんは、この2つがまったくできないので、お母さんによってコントロールされます。また胎内にいるときの赤ちゃんの腸内は、無菌状態です。そしてお母さんの産道を通過するときに、菌に罹患するそうです。そして食べ物と排泄は、お母さんの世話になるのです。つまり、子供の腸内環境は、母親によって決定されるといっても過言ではないのです。

そして、成人してから、腸内環境をコントロールするのは、自分の意識によるものなのです。腸内環境をよくする食物に関しては、後に述べます。

では、腸管機能はというと、朝目覚めて、いちばん強い大蠕動を起こすような食事、つまり胃結腸反射を促して、排便につなげるように朝食を毎日食べることが必須なのです。

現代人の20~30パーセントの人が朝食を摂らない習慣をもっていますが、このような欠食の人たちには、大蠕動が起きにくくなるので、まずは朝食を食べるべきです。朝起きるのが遅い人は、結局ブランチになってしまいますが、まずは起きて食事をすること、これが排便に重要なのです。

朝食（1食目）を摂らずに、仕事に行って、昼食から摂るのでは、体内時計の関与で朝に起きやすくなっている大蠕動の発生の機会をのがしてしまうことにつながるからです。

腸内環境を改善する決め手として、腸にとってよいものを摂ることも重要ですが、体内時計因子の、朝の大蠕動を起こして排便につなげることも大きなポイントといえるでしょう。

第5章

腸を健康にする食べ方で老いを防ぐ

様ざまな食材で腸の働きをよくする

まずは腸の働きをよくする食べ方、つまり「排便力がつく食べ方」「腸管免疫がつく食べ方」「体を酸化させない食べ方」を整理することに加えて、「地中海式和食」についても考えてみたいと思います。

・排便力がつく食べ方

① 1日3食きちんと食べる
② 就寝の3時間前までに食べる
③ 水分をしっかり摂る
④ 食物繊維をバランスよく摂る（1日20グラム以上の食物繊維を摂る。不溶性食物繊維：水溶性食物繊維の比率を2：1にする）
⑤ エキストラバージン・オリーブオイルを摂る（1日に15〜30ミリリットル）
⑥ オリゴ糖を摂る（1日に5グラム以上）

⑦ 植物性乳酸菌を摂る（ラブレ菌含有飲料水１本でも可）
⑧ マグネシウムを摂る（１日に１００ミリグラム）
⑨ ビタミンCを摂る（野菜・果実より摂る）
⑩ グルタミンを摂る（１日に5グラム以上摂る）
⑪ ペパーミントを摂る（ペパーミントティー１日２杯）

・腸管免疫がつく食べ方
① グルタミンを摂る（タンパク質を摂る）
② オレイン酸（エキストラバージン・オリーブオイルを１日に15～30ミリリットル）を摂る
③ 植物性乳酸菌を摂る（発酵食を摂る）
④ 食物繊維を摂る（酪酸を摂る。１日20グラム以上の食物繊維を摂る。不溶性食物繊維：水溶性食物繊維の比率を２：１にする）
⑤ マグネシウムを摂る

⑥　オリゴ糖を摂る
⑦　ビタミンを摂る
⑧　水を摂る
⑨　魚を摂る
⑩　体内時計に合わせて生活する

・体を酸化させない食べ方
①　エキストラバージン・オリーブオイルを毎日豊富に摂る（オレイン酸、ビタミンE、ポリフェノールなどの抗酸化物質リッチ）
②　穀物（パン、パスタ、米、大麦、小麦など）を毎日摂る（食物繊維摂取）
③　新鮮な野菜、果実を毎日豊富に摂る（食物繊維、ビタミン、ファイトケミカル）
④　魚を摂る（EPA、DHA）
⑤　乳製品、ヨーグルトは1日に少量摂る
⑥　肉類（赤身肉は月に数回）

以上のような食べ方、とくに体を酸化させない食材を摂る方法として最適なのが、地中海型食生活と和食を融合させた地中海式和食にあります。まずは、地中海型食生活の特徴について簡単に述べておきましょう。

その特徴は、オリーブオイルを豊富に使い、穀物（パン、パスタ、米、クスクスなど）、魚、野菜、果実を豊富に摂り、肉類、乳製品は少量しか摂らない食のスタイルのことです。とくに和食とは異なり、デザートを除く食事には塩やハーブは使うものの、砂糖はいっさい使わないことにあります。これは、いわゆるイタリア料理、フランス料理とも共通していることです。ところが和食では、甘塩っぱい味のメニューが多いため、塩分や砂糖の摂取量が多くなりがちなのが欠点といえば欠点です。

一方、地中海型食生活にはなくて、和食にあるよい点というのは、発酵食品やだしの存在です。味噌、しょう油、漬け物、納豆などの発酵食品が豊富で、植物性乳酸菌（納豆は納豆菌）が多く摂れるため、腸内環境を整えてくれます。さらに、発酵食品の多くは、植物由来のものも多いので、食物繊維やオリゴ糖なども同時に摂

地中海型食生活のピラミッド

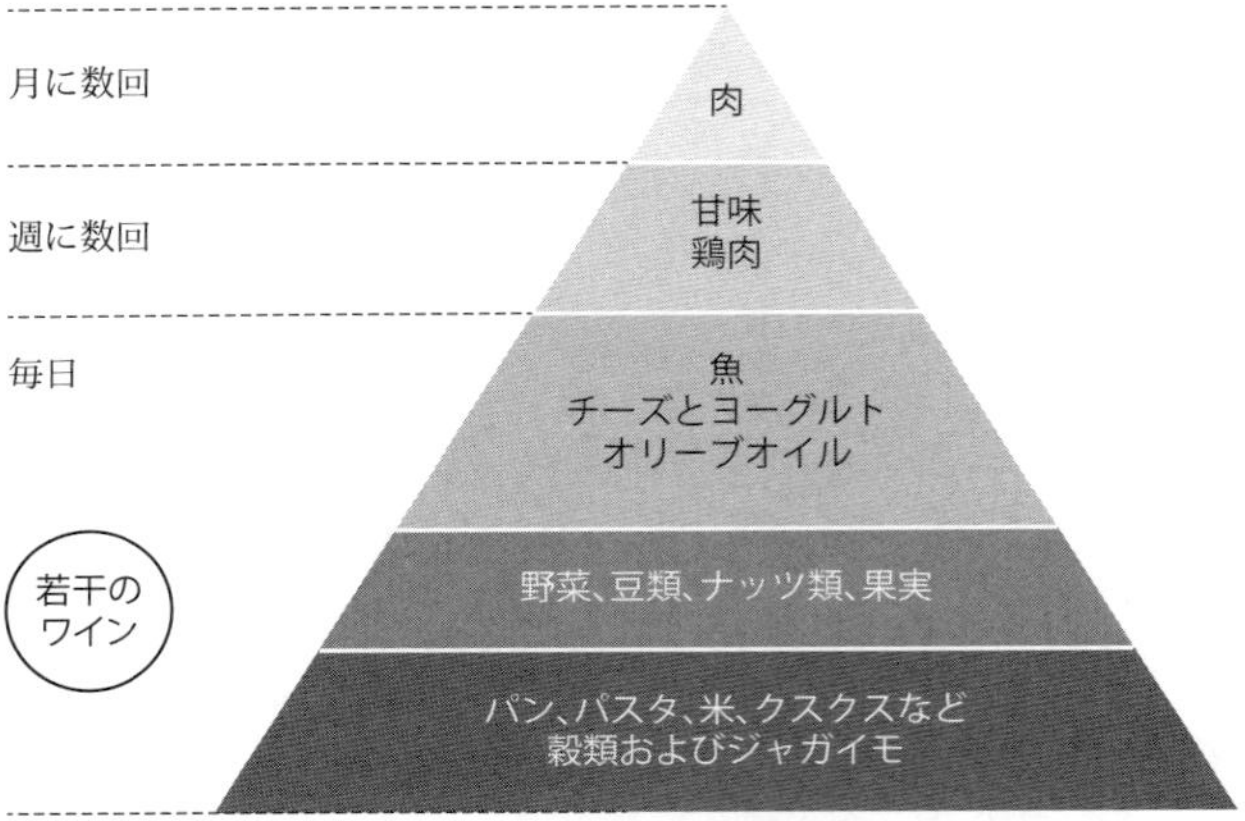

出典：「地中海型食事に関する国際会議」

地中海式和食のピラミッド（松生試案）

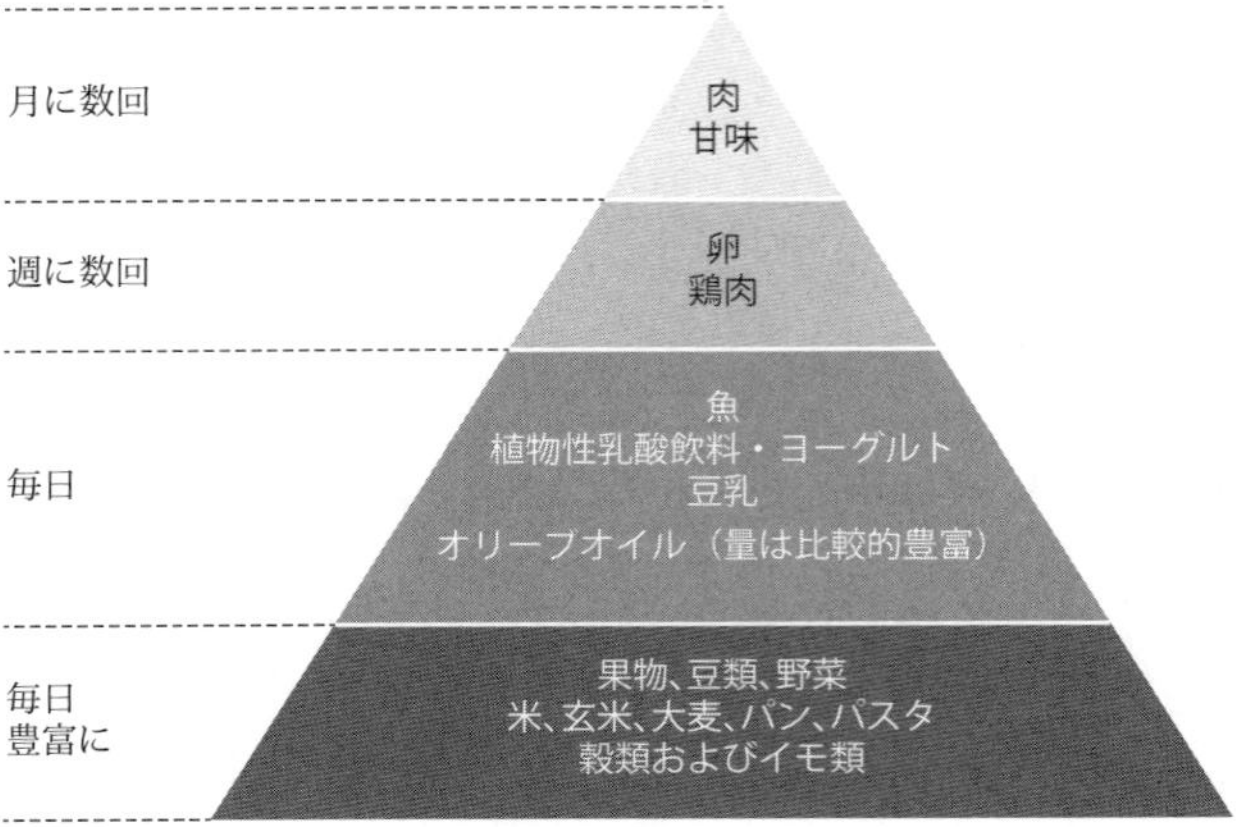

取することが可能になります。

地中海型食生活と和食の特徴をふまえたうえで、それぞれの欠点を補い、よいところを組み合わせたのが、地中海式和食なのです。

具体的には発酵食品や野菜、魚介類を比較的多く摂る和食、つまり一汁三菜の食事を中心にして、甘塩っぱい味になる場合は、砂糖をオリゴ糖（オリゴ糖は小腸で吸収されづらいため、血糖値がほとんど変化なく、インスリン代謝にも影響しないのです）に替えて使用したり、油を使う場合では、エキストラバージン・オリーブオイルを使うようにすればよいのです。

たとえば、納豆にタレを入れてエキストラバージン・オリーブオイルを少量加えてかき回すと、食感がクリーミーになって意外においしいのです。豆腐にはエキストラバージン・オリーブオイルをかけたり、マグロのさしみにエキストラバージン・オリーブオイルでカルパッチョにしてもよく合います。

これが私の提唱する地中海式和食です。ようは、和食（家庭食）の中に、積極的にエキストラバージン・オリーブオイルを取り入れればよいのです。

腸内にもっとも多く棲むビフィズス菌の力

人間の消化管の中には、100種類、100兆個以上の細菌が棲んでいるといわれています。人の身体によい影響を及ぼす善玉菌、腐敗産物をつくり出す悪玉菌、日和見菌などがバランスをとった状態を保っています。

現代人にとっては、不規則な生活、ストレス、抗生物質の服用、脂肪（肉食）の多い食事など、常に腸内環境のバランスを崩す状況が待っているのです。現代人にとって必要なのは、善玉菌である乳酸菌やビフィズス菌を維持することです。

たとえば、ビフィズス菌は、1899年にパスツール研究所のティシエ博士によって、母乳を飲んでいる赤ちゃんの便から発見されました。

一般的に、出生直後の赤ちゃんには、菌がまったく生息していませんが、1週間後には赤ちゃんの腸内のほとんどがビフィズス菌で占められていることが知られています。その後ビフィズス菌は、離乳がはじまる時期から徐々に減少しはじめ、成年期には安定するものの、老年期（腸が退化する時期）には、加齢とともにさらに減少していきます。善玉菌であるビフィズス菌が減少すると悪玉菌が増加し、アンモニアなどの腐敗産物が増加することが指摘されています。

ここでビフィズス菌についてもう少し述べておきます。

ビフィズス菌のもっとも大きな特徴は、人の腸内にもっとも多く棲んでいる有用な菌だということです。乳酸菌も重要ですが、その数はビフィズス菌の約1万分の1から100分の1以下ともいわれています。乳酸菌は糖を分解して、乳酸をつくり出す菌ですが、ビフィズス菌は乳酸以外にも酢酸をつくり出すことができます。

またビフィズス菌は、酸素があると生育できないのですが、乳酸菌は酸素があっても生育できるといわれています。

このようなビフィズス菌ですが、生体内で増加させることがむずかしいので、ビフィズス菌製剤であるビオフェルミンが大正時代より日本で開発・生産されたり、ビフィズス菌の栄養となるオリゴ糖が現代人の腸にとって有用であることが指摘されるようになったのです。次ページの図に示すように腸の退化（老化・加齢）が進

加齢とともにビフィズス菌は減少する

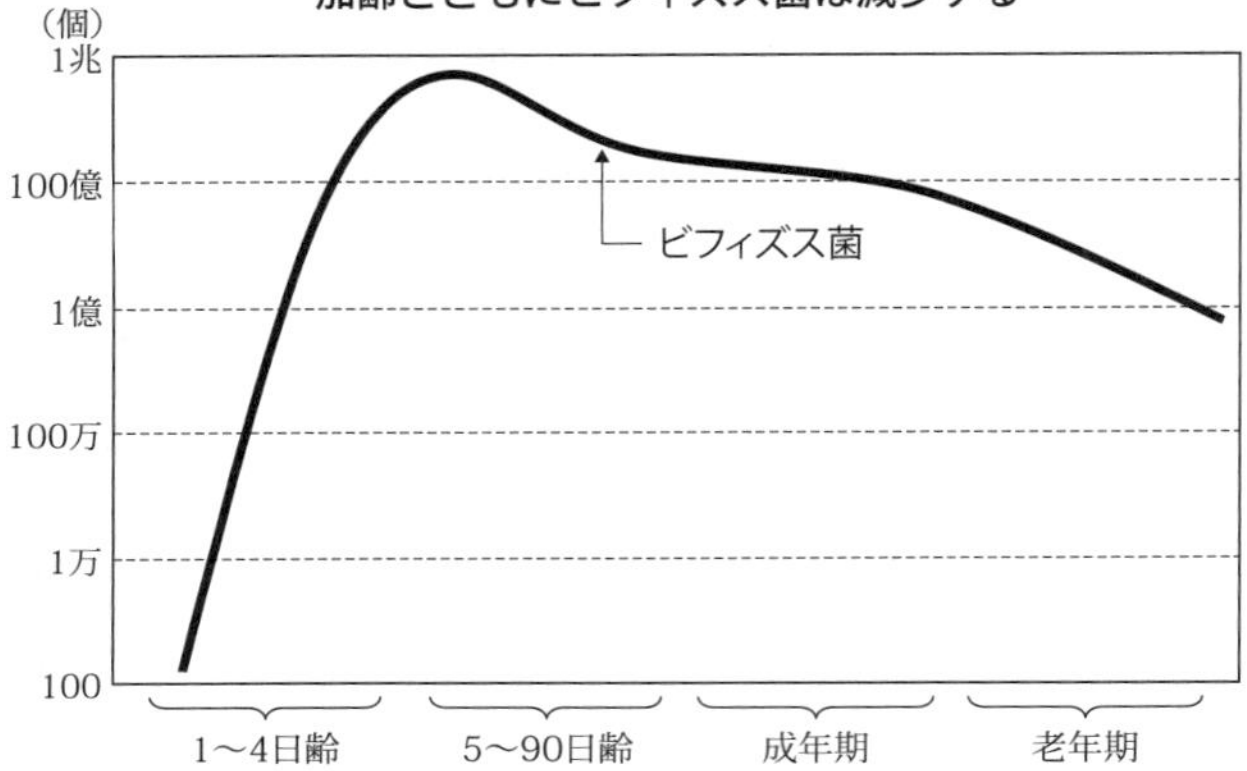

注）Mitsuoka T. und Hayakawa K., “Zei. Bakterol. Hyg. I. Abt. Orig”(1973)の記述をもとに改訂

むに従って、腸内のビフィズス菌量は減少してくることが判明していますので、腸内環境を極力よくするためにも、ビフィズス菌製剤やビフィズス菌含有ヨーグルト、オリゴ糖を上手に日常生活に取り入れていくことも、腸の退化を防ぐことには必要なのです。

腸内環境がよくなれば、見た目にも重要な、ニキビのあと（シミ）の改善にもつながってくるのです。

腸管免疫を維持して病気を防ぐ

腸の働きを支える大きな要素として腸管免疫があげられます。腸は人体最大の免疫器官なのです。

免疫の大きな役割は、体内に侵入してきた異物を排出したり、起こったばかりの病気の原因を無害化したりして健康を守ることです。つまり、体外から体内に侵入した細菌やウィルスなどの病原体や、細胞の突然変異によって発生した癌細胞を攻撃して無力化し、病気の発症や体の不調を予防するのです。


体内のリンパ球の60パーセント以上が腸管に存在するといわれています。これは、腸が「内なる外」とも呼ばれるように、外界とつながっている器官だからです。

腸につながる口からは、食べ物や飲み物に加え、微生物などの異物や細菌、ウィルスなどの病原体も入り込みます。そのため、腸の免疫機能が高くないと、外界から侵入する異物や病原体に立ち向かえず、いつも病気に悩まされることになります。これは、腸の退化にもつながってしまうのです。

腸管の粘膜には、免疫機能を担うリンパ球が集まる「腸関連リンパ（GALT）」と呼ばれる腸特有のリンパ組織があります。この腸関連リンパ組織が、腸管免疫系をつくっています。ここに集結したリンパ球などの免疫担当細胞が、外界から侵入する異物や病原菌を排除し、病気にならないようにしているのです。腸関連リンパ組織を構成するのは、

① バイエル板と呼ばれる組織（小腸のみ）
② 腸管上皮細胞とそこに存在する上皮細胞間リンパ球（小腸・大腸）
③ 粘膜固有層とそこに存在する粘膜固有リンパ球（小腸・大腸）
④ 腸間膜リンパ節
⑤ クリプトパッチ（大腸に存在するバイエル板のようなリンパ組織）

の5つです。なかでもその主役を担うのがパイエル板なのです。パイエル板は、大腸に近い小腸の一部である回腸におもに存在し、腸管独自のリンパ節を形成しています。

このパイエル板には、異物や病原菌などを取り込む働きがあるのです。この中に

取り込まれると免疫グロブリンが形成されて、病原菌などにとりつき、これを食細胞がやっつけて無毒化してくれるのです。ですからパイエル板は重要なのです。これらの腸管免疫系の特徴は、

①　細菌やウイルスの危険病原菌を排除する
②　食べ物や無害な腸内細菌などの安全なものは排除しない

ということになります。このような腸管免疫系を担当するリンパ球の栄養分は、じつは糖分ではなく、アミノ酸の一種であるグルタミンなのです。

では、見た目の観点から腸管免疫について考えると、強いていえば腸管免疫が維持できれば、病気になりにくいことになり、ある意味で若さを保つことにもつながる重要なポイントといえるのです。

病気になりにくくなれば、健康体を維持でき、加齢にもブレーキがかかるといえるでしょう。

腸の退化・老化による慢性炎症と便秘について

腸の退化・老化に関する考え方として、酸化ストレス、糖化ストレス、そして慢性炎症が関与するのではないかといわれています。

では、腸の慢性炎症にはどのようなものがあるのでしょうか。

ひとつは、難治性炎症性腸疾患である潰瘍性大腸炎があげられます。この病気は、原因不明です。再燃・寛解を繰り返し、長期にわたって炎症が持続すると、大腸癌のリスクが増加することが指摘されています。平成29（２０１７）年1月の最新データでは、22万人以上の方が潰瘍性大腸炎に罹患しているのです。

もうひとつは、全消化管に炎症を起こすクローン病で、このクローン病のおもな病変は小腸に多いといわれていますが、一部の患者さんでは、大腸や肛門にも炎症を認めることがあります。このクローン病に罹患している人も7万人以上もいるのです。

このような炎症性腸疾患は、慢性炎症ともいえるので、腸の老化・退化にもつながってくると示唆されます。

さらに、腸の機能障害が原因で便秘を起こした場合や、連続的に下剤を服用した場合にも、問題は生じてきます。

日本では、便秘薬というと、医薬品、市販薬を含めて70パーセント以上がアントラキノン系下剤、つまり大黄、センナ、アロエなどを含有したものなのです。便秘を起こして、一時的に服用するのであれば問題ないのですが、このアントラキノン系下剤を長期に連用したときに問題が生じます。

アントラキノン系下剤、とくに大黄、センナを含有した下剤は、医薬品の下剤の中でも上位３つを占めており（ほとんどの下剤に大黄、センナが含まれている）、これらを毎日、１年以上連用していると大腸メラノーシス（大腸黒皮症）を認めるようになってくるのです。

つまり、大腸内視鏡検査をおこなったときに、腸の粘膜の、淡褐色から黒褐色への変化が認められるのです。ちなみに以前私が調査したデータでは、大腸内視鏡検査を受けた人の約5パーセントに大腸メラノーシスが認められました。

このような大腸メラノーシスの患者さんは、下剤を服用しているときには、とくに自覚症状を強くは認めませんが、下剤の服用を完全にやめてしまうと排便が困難になってしまうことがあるのです。

大腸メラノーシスは、肝臓で代謝されたアントラキノン系の代謝産物が血液にのって大腸へ行き、メラニン様色素がマクロファージに貪食されることによって、大腸の粘膜が淡褐色から黒褐色を呈するといわれており、このメラノーシスは小腸には発現しないとされています。

さらに大腸メラノーシスの変化は、粘膜内に留まらず腸管壁の神経叢にまで至ることも指摘されています。このように大腸メラノーシスを起こすことに、マクロファージが関与していますので、ある意味、炎症が関与していると考えられるのです。

つまり、慢性便秘に大きく関与する大腸メラノーシスは、慢性炎症を起こしており、腸の退化・老化に大きく関与しているといっても過言ではないのです。腸管運動に関与する腸管神経叢にも障害を起こすのですから、腸管運動障害にとっては大きな問題です。

また、生薬だから安全と思って服用している人も多い漢方製剤（代表的な防風通聖散、麻子仁丸、大黄甘草湯など、保険適用を認める漢方製剤は11種類）は、長期にわたって服用するケースが多いので、大腸メラノーシスが出現することがよくあります。

つまり、便秘によいとされる漢方製剤は大腸メラノーシスの導火線にもなるのです。また市販薬の下剤の多くは、アントラキノン系下剤です。さらに食品扱いになっているようですが、センナの葉（センナの茎なので食品といっているそうですが、このセンナの茎にもセンナの葉の粉末が付着しているので、結局はセンナの下剤を服用していることと同じこと）も長期に連用していると大腸メラノーシスを起こします。

とくに、センナの葉は長期に服用している人が多いのです。このような人は、センナの長期連用で、腸管運動機能の低下、つまりは腸の退化が起こっていると考えて間違いないのです。これは腸の慢性炎症が関与していると示唆されるからです。

つまりスロー・エイジング（ゆっくりと老化・退化）の考え方に基づけば、腸の慢性炎症を起こすことは、望ましいことではないので、アントラキノン系下剤の減量、離脱をおこない、他の薬剤や食材に変更すべきなのです。

大腸メラノーシスは、アントラキノン系下剤を中止してから1、2年程度で消失します。ただし一度低下した腸管機能はなかなか戻りません。

免疫力を高めるのに必要な栄養素グルタミン

免疫系は体の中で特異的な存在です。免疫系の細胞、とくにリンパ球は、血管やリンパ管を速い速度で回り、外敵が侵入していないかどうか監視しているのです。ですから、たえずリンパ球に栄養分がとどいていないと、リンパ球の働きが低下して、病気になりやすくなってしまうのです。このリンパ球の働きが食材の成分・栄養分と大きく関係があるのです。

リンパ球の栄養分としてもっとも重要なのは、タンパク質、とくにアミノ酸の一種であるグルタミンなのです（日本ではうま味と関与しているグルタミン酸が知られていますが、グルタミンはグルタミン酸とは異なります）。

では、なぜグルタミンが重要なのかを歴史的に検証してみたいと思います。１９５０年代に、アメリカ国立衛生研究所（ＮＩＨ）のヘンリー・イーグル博士が、免疫細胞（リンパ球）を培養する場合に、グルタミンが不可欠であることを発見しました。

当時は、体の細胞の主要なエネルギー源は、グルコースだと考えられていましたが、博士はそれだけでは不十分なことに気づき、様ざまな成分を調査し、グルタミンを加えた環境でのみ、免疫細胞が発育することを確認しました。

１９７０年代、同じくＮＩＨの研究チームが、小腸の栄養成分が、グルコースでなく、グルタミンであることを指摘しました。１９７８年には、薬理学者であるウインドミュラー博士が、グルタミンが小腸吸収細胞の主要なエネルギーであることを指摘しました。博士は、１９８２年、病気によるストレスが加わると、体の筋肉を崩壊させて多量のグルタミンがつくられることも加えて報告します。１９８４年には、同様の研究報告が、アメリカのハーバード大学の研究チームによってもされました。

さらに、1985年には、イギリスのオックスフォード大学のエリック・ニュースホルム博士が、体内のグルタミン量が減少すると、リンパ球や貪食細胞などの免疫を担う細胞の機能が低下し、逆にグルタミンの量が増加すると、免疫機能が高まることを発見しました。博士はさらに、リンパ球とマクロファージの働きがグルタミン濃度が異なる環境で、どう変化するかを研究しました。

その結果、グルタミン濃度が低い環境では、リンパ球が正常に分裂しないこと、マクロファージの働きが低下することをつきとめたのでした。さらに、グルタミン濃度を高めると、リンパ球が活発に細胞分裂をはじめて増殖し、マクロファージの働きも活発化します。グルタミンが、免疫細胞（リンパ球など）そのものの数と働きにも関与していることを報告したのです。

1990年代に、アメリカのイリノイ大学のジョン・アルバーディ博士が、動物実験により、グルタミンの投与によってリンパ節の細菌がかなり減少し、IgA抗体が増加することを報告したのでした。

このように、グルタミンの免疫に関する事実が明らかになってきたのです。

グルタミンは、生魚、生肉、生卵などに豊富に含有されています。かつては、体内で合成できる非必須アミノ酸つまり体内にあるものの合成でまかなえ、食事からの摂取が必ずしも必要ではないと考えられていました。しかし、ある種の条件下（熱傷や手術後など重症時に食事の摂れないときなど）では、タンパク質を含めた食事量が減少することになり、筋肉などからのグルタミンの生成ではまかなえなくなってくるのです。

つまり、病気などで体が重症になると、アミノ酸が必須となることが解明されたのです。これは、健康な状態であれば、体の中にあるほかのアミノ酸や筋肉などのタンパク質を使って、人に必要な量のグルタミンを合成できるのです。人の体の中では、毎日この合成がおこなわれているのです。

ポイントは、カゼやインフルエンザなどによる発熱、無理なダイエットなどによる栄養不足、癌などの重い病気、熱傷・外傷や手術の後など体が物理的ストレスを受けた状態、さらには過度の運動（マラソンなど）後では、体内で必要なグルタミンの量を合成できなくなるのです。

さらに、このような状態では筋肉からグルタミンをつくり全身に供給するのですが、体に様ざまな負担がかかって、グルタミンの消費量が増加するとより一層、筋肉の崩壊がすすむことになります。

このため、老化防止のためには、毎日、食事でタンパク質を必要最低限の量は摂取し、グルタミンの量を維持すべきなのです。つまり、肉類、魚介類、豆類、卵類などから、グルタミン＋タンパク質を摂取するとよいでしょう。

現在までに判明しているグルタミンの働きをまとめておきます。

① 小腸粘膜上皮細胞の最大のエネルギー源になる

② 大腸粘膜上皮細胞の2番目に重要なエネルギー源になる（いちばん重要なのは酪酸）

③　リンパ球などの免疫細胞の発育と増進を促して、免疫力を高める
④　抗うつ作用がある
⑤　傷口が治るのを促進する作用がある

腸管には、免疫を担う全身のリンパ球の60パーセント以上が集中しています。人体最大の免疫器官である腸（小腸・大腸）を動かす栄養分となり、さらにリンパ球そのものの栄養分にもなるのが、グルタミンです。

そのため、体内のグルタミンが不足すると、免疫力も低下してしまいます。グルタミンを意識して摂っていると、病原菌の侵入など異常事態が起こったときでも免疫機能が活発に働き、病気になりにくいのです。

グルタミンはどのような食材から摂るか

では、毎日の食事で摂取できるグルタミンの量は、どれくらいなのでしょうか。

それは、1日にわずか5グラム程度にすぎないと考えられています。また、体に

感染症や手術などの負担がかかり、食事が摂れないときなどは、1日に20～30グラムほどの補充が必要だとされます。

体が健康なときには、体内のアミノ酸からグルタミンが合成されるため、このように差が出てくるのでしょう。しかし、5グラムと20～30グラムの数値の差は、絶食後、すぐにグルタミンが足りなくなることを示しています。

したがって、毎日の食事で意識的にグルタミンを摂り、体内にあるグルタミンの量（血液中のグルタミン濃度）を維持することが大切です。

グルタミンを多く含有する食品は、生魚、生肉、生卵、発芽大麦などの、タンパク質を多く含む食品です。1日に何グラム摂ったらよいのかは、明確にはなっていませんが、毎日の食事で良質のタンパク質を含有する食品を意識して摂ると、グルタミンも自然に補給できます。

たとえば、生魚であれば、さしみ、たたき、カルパッチョなどで摂るとよいでしょう。とくにマグロには多く含まれています。また生卵であれば、卵かけごはんがよいでしょう。

ただし、グルタミンは40度以上の熱を加えると成分が変性するため、生または生に近い状態で摂るのがよいのです。したがって、卵かけごはんであれば、ごはんを少し冷ましてからの方がよいでしょう。

免疫に関する様ざまな食品や食材を知ろう

グルタミン以外にも、様ざまな食品や食材が免疫に関与するといわれています。ここでは、代表的なものを示したいと思います。

たとえば、ビタミンです。ビタミンEには、リンパ球の一種であるT細胞を活性化し、その働きを強める作用が示唆されています。またビタミンCにも同様な作用があるそうです。

さらに、ビタミンAには体の中でつくられる抗体の量を増加させる働きがあります。

ビタミンAによる免疫能力の上昇で免疫細胞が活性化し、細胞は充実した状態で免疫の仕組みの中で作用することになります。とくに、腸の粘膜や皮膚を正常に保ち、病原菌やウイルスの侵入を防ぐ働きに対して有用です。ビタミンAの含有量の多いものとして、小松菜、ほうれん草、うなぎなどがあげられます。

ビタミンEは、免疫系そのものを活性化すると同時に、その抗酸化作用により、免疫系を守って免疫機能を高めます。ビタミンEは、エキストラバージン・オリーブオイル、アボカド、タラコ（生）、アーモンド、ピーナッツなどに多く含有されています。

ビタミンCは、オレンジ、レモン、芽キャベツ、ブロッコリー、赤ピーマンなどに多く含有されています。

では、ビタミンと並んで健康によいと注目されているミネラルで、有用なものは何なのでしょうか。それは、亜鉛とセレンです。

亜鉛とセレンは、体を傷つける作用がある活性酸素を壊す働きのある構成成分で、亜鉛が不足すると、活性化が低下し、活性酸素が過剰になってしまいます。

その結果、免疫力が低下するといわれています。したがって、亜鉛は不足しないようにすべきです。また亜鉛は、免疫細胞が成熟していくのに重要な役割をもっているそうです。

亜鉛を多く含有する食材としては、大豆、胡麻、ココア、牡蠣などです。セレンも亜鉛と似たような作用で免疫力を上げるとされています。セレンが多い食材としては、白米、大豆、卵、昆布、カレイ、イワシなどです。

また、すぐきや野沢菜、キムチなどに多く含有されている植物性乳酸菌も、小腸のパイエル板に作用してＩｇＡ抗体を増加させたり、大腸内の善玉菌のバランスを調整することで、免疫力をアップさせることが判明しています。

第6章

老いを防ぐには健康的な生活も必須

適度な運動が腸管運動を促進する

運動は、ある意味で様ざまな病気予防の中心なのかもしれません。

たとえば、大腸癌のリスクとライフスタイルについて、2009年に「世界癌研究基金（WCRF）」と「米国癌研究会（AICR）」の共同研究により、次のようなことが提示されました。

その内容は次ページの図に提示しておきます。この図をみてもわかるとおり、大腸癌のリスクをもっとも高めるのは赤身肉や加工肉などであり、確実にリスクを下げるのは運動なのです。

大腸癌は、食事や運動などの生活習慣に大きくかかわる癌と考えられています。世界保健機関（WHO）や各国の調査でも、大腸癌の発症リスクを増加させる危険因子として、肥満が指摘されています。

では、そのメカニズムはどのようになっているのでしょうか。肥満と脂質代謝の

大腸癌のリスクとライフスタイル

確実にリスクを上げる	赤身肉、加工肉、飲酒(男性)、腹部肥満、高身長(成人)
おそらくリスクを上げる	飲酒(女性)
限局的(可能性あり)リスクを上げる	鉄を含む食品、動物性脂肪を含む食品、砂糖を含む食品
確実にリスクを下げる	運動
おそらくリスクを下げる	食物繊維を多く含む食物、にんにく、カルシウムの多い食事、牛乳
限局的(可能性あり)リスクを下げる	野菜、果物、葉酸を含む食品、魚、ビタミンDを含む食品
限局的リスクを下げる	穀物、鶏肉、コーヒーなど

出典：世界癌研究基金(WCRF)、米国癌研究会(AICR)共同研究(2009)

異常との関連性は、以前から指摘されており、とくにインスリン抵抗性（インスリンの作用が不足した状態）がもたらす影響があげられてきました。

インスリンには体内の血糖値を低下させる働きがありますが、この作用が不足すると糖尿病になることはよく知られています。また最近では、肥満や運動不足、食事（欧米食）と癌との相関性を示す疫学的研究が多数発表され、そのメカニズムが注目されています。ハーバード大学の公衆衛生学部および疫学科のエドワード・ジョバヌッチ教授らは、運動不足によるインスリンとインスリン様増殖因子（ＩＧＦ－１）の上昇が大腸癌のリスクを高める可能性を提示しました。

インスリンの作用が不足して糖の代謝がうまくいかなくなり、血糖値が上昇すると、代償的にインスリンの分泌が増加し、その結果、インスリンの血中濃度が高まります。動物実験では、高インスリン血症やIGF－1が大腸癌発症の決定因子であるとされています。大腸癌の危険因子に関する疫学調査に基づいた多数の研究結果によれば、そのほとんどがインスリンの血中濃度やIGF－1の上昇に関与しているものなのです。


運動はインスリンの分泌をよくしてくれます。また、運動が大腸の腸管運動を促進して、排便効果を増強するので、発癌物質（いまだ不明ではありますが）をすみやかに排泄することにもつながる可能性があります。

また癌細胞を攻撃するNK（ナチュラルキラー）細胞という免疫細胞の作用を、運動が高めてくれるなどの効果が知られています。適度な運動をおこない、肥満にならないようにすることが、大腸癌だけでなく癌そのものの予防に有用なのです。

先ほどの共同研究では、まず日常生活で、より活動的になること、やや速く歩く程度の簡単な運動を毎日30分以上することをすすめています。

さらに、ややきついと感じる運動を60分以上、あるいはきついと感じる運動を30分以上、毎日することを目標にするよう述べています。またテレビを観るなど、じっと座っている習慣をできるだけ少なくするようにとも述べています。

1960年代には、日本は大腸癌の罹患者数の非常に少ない国でしたが、交通機関の発達、仕事内容の変化、食生活の変化（肉類、乳製品摂取過剰など、食物繊維摂取量の低下）によって、大腸癌にかかる人が大幅に増えています。

現在では、大腸癌は癌死の中で、女性第1位、男性第3位といった状況です。大腸癌の予防のためにも、食生活の注意に加えて、いままで述べてきたように腸管運動を促進させる適度な運動が必要なのです。

ストレスの根本を考える

ストレスという言葉は、いまではあたりまえのように使われています。それほど現在は、ストレスの多い時代なのでしょう。

そもそもストレスとは、いったいどのような状態を意味するのでしょうか。

意外に思われるかもしれませんが、ストレスという言葉は、本来、物理学や機械工学で使用されてきた専門用語です。つまり、ある物体に力を加えたときにみられる物体の歪みが「ストレス」で、この歪みを引き起こす力を「ストレッサー」と呼ぶのです。

この概念のもとに、いわゆる「ストレス学説」を最初に唱えたのは、1907年生まれで82年に亡くなったハンス・セリエというウィーンの医学者です。

当初の理論では、ストレッサーによってストレスを受けると、

① 副腎皮質の肥大
② リンパ組織の萎縮
③ 胃腸の内壁の出血

などがあらわれるといわれ、心と体の関係がクローズアップされました。

日常的に使われる「ストレス」という言葉は、本来の意味では「ストレッサー」が正しいのですが、現在では、ストレスというと、人間の心や体に影響をおよぼす精神的な要因として使用される場合が多いのです。

たとえば「ストレス社会」「ストレスが溜まる」などというように、ストレスという言葉が使われています。これらはいわゆる心理的ストレスですが、厳しい暑さや寒さなどの生活環境、外傷、手術後の体のダメージなど、物理的に強い刺激や障害を受けたときでもストレスは生じます。

これらは、いわば身体的ストレスといえるでしょう。心理的ストレスや身体的ストレスがかかると、まず脳（中枢神経）が反応します。脳は、全身を管理する司令塔ですから、脳に負担がかかると全身のバランスをとるために、自律神経系、内分泌系、免疫系などに作用していくのです。

この反応を「自律神経‐内分泌‐免疫ネットワーク」と称しています。この系によって生体の機能を調整することになるので、「生体機能調節ネットワーク」と呼ばれることもあります。

ところで、自律神経には、交感神経と副交感神経の2つがあります。

これらの神経系には、意識と関係なく働いて、様ざまな臓器をコントロールする働きがあります。

交感神経は、昼間に活動しているときに働き、体温や血圧を上げたり、心拍数を増加させたりします。副交感神経は、寝ているときやリラックスしているときにおもに働き、体温や血圧を下げ、心拍数を減らします。

簡単にいえば、自律神経は私たちの意志とは関係なく働き、臓器などの働きを調節する神経です。眠っている間も呼吸し、血圧や体温などが一定に保たれるのは、自律神経があるためです。

また、ストレスにとりわけ敏感に反応するのが胃腸です。温度差や不眠などで自律神経系に作用して、血圧上昇を引き起こすこともあるでしょう。海外旅行などに

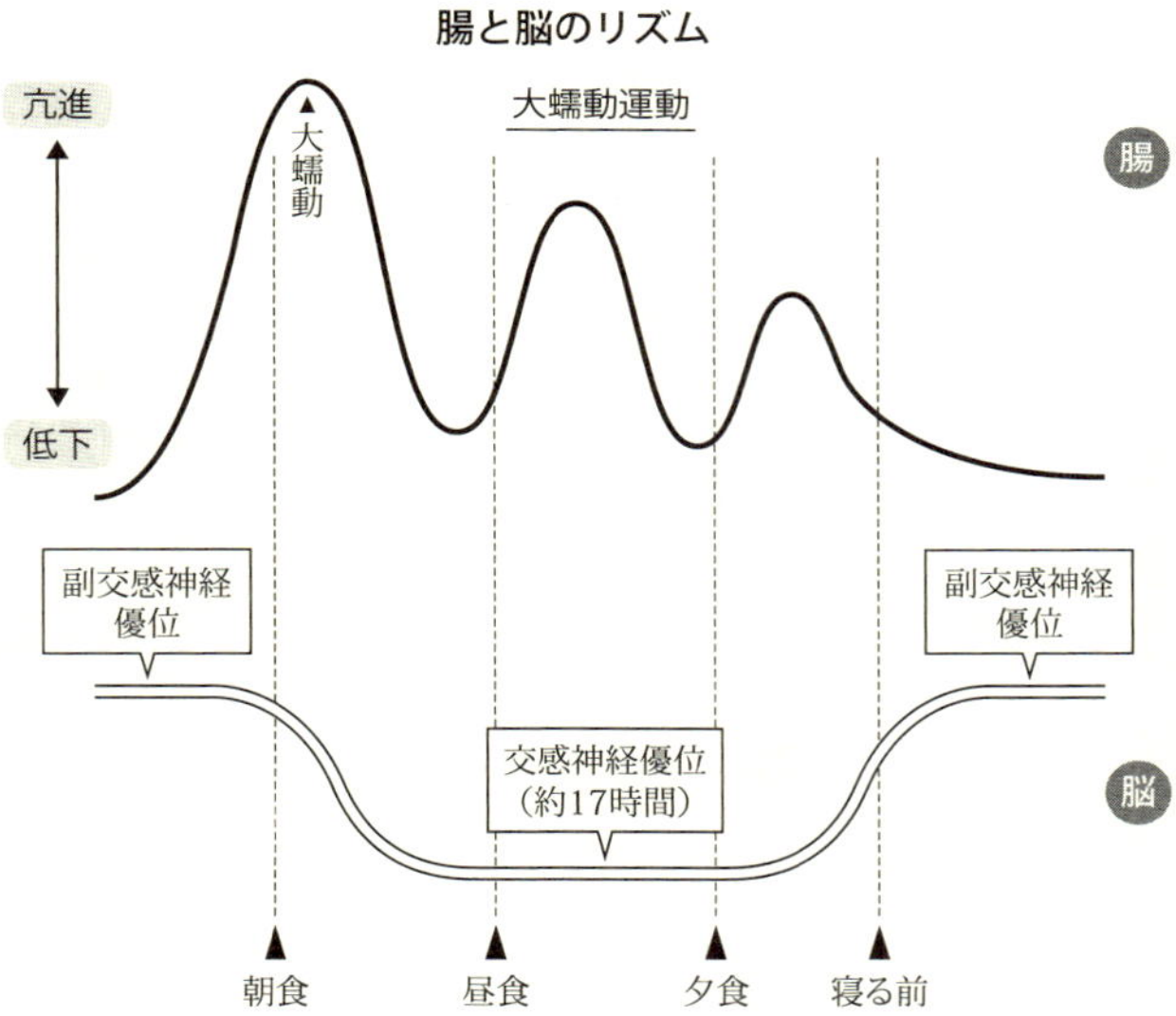

いって、緊張のためか交感神経が緊張状態となって、便秘傾向になってしまうことなど、誰もが一回は経験したことがあるのではないかと思います。それほど、ストレスと自律神経系は、密接な関係があるのです。

では、このストレスがない生活（ストレスフリー）にするには、どうしたらよいのでしょうか。これは、なかなかむずかしい問題です。人は生きているかぎり、大なり小なり他人との接触、社会との接触があるからです。

ストレスフリーの生活を手にいれるためには、各人に異なったパターンがあるのでしょうが、私自身は、なるべく、仕事以外は人に関与しない（つまりは、単なる面倒くさがりや、あるいは、いわゆるつきあいが悪い）生活を手にいれたいと考えています。つまりは、ひとりでいられる時間を少しでも確保しようと考えているのです。

副交感神経を活発にする

すでに述べてきたとおり、ストレスで心身が緊張モードになり、交感神経が優位な状態になると、胃腸の運動が衰え、食欲の低下や便秘などの症状が起こりやすくなります。さらに心拍数の増加や血圧の上昇、不眠、免疫機能の低下（白血球中のリンパ球数の減少）などが起こります。

逆に緊張がほどけ、心身ともにゆったりすると、副交感神経が活発な状態、つまり優位な状態となるわけです。

すると、食欲が増進し排便もスムーズになります。さらに快適な睡眠、免疫機能の向上（白血球中のリンパ球数の増加）などの反応もみられるのです。

つまり、胃腸を中心とした内臓の働きを活性化するためには、心身をリラックスさせ、副交感神経を優位にしなければなりません。そして心身のリラックスには、脳の緊張を解くことが不可欠なのです。

そのひとつの方法として、私は思い出し法というものを提案しました。次に、この思い出し法について述べていきます。

思い出し法でストレスフリーの生活へ

数年前、オリゴ糖のメーカーと一緒に「日本人の腸とストレス」についてのアンケートをおこなったことがあります。その結果は、おどろくべきものでした。

全国の様ざまな年代の男女６００人を対象にしましたが、「日常生活でストレスを感じる」と回答した人が約90パーセントにも上り、ストレスを強く感じるときにでる症状として、「胃腸などの痛み」をあげた人が約34パーセントもいました。

ストレスがあると、腸に何らかの症状がでやすくなります。腸内環境の悪化や過敏性腸症候群の悪化の増悪因子につながります。

脳（精神）の不調を腸は敏感に察知して反応しますが、同様に腸の不調に対しても脳が敏感になり、それが精神的な不調を引き起こすことさえあるのです。腸が健康であることは、脳や心の健康のためにもとても大切です。

したがって、なるべくストレスフリーの状態にしたいものです。ストレスがかかってくると、どうしても不安感や緊張感が強くなるため、交感神経優位な状況、さらには交感神経の緊張によって腸管運動の抑制をまねくのです。

その結果、停滞腸になったり、便秘傾向になるのです。交感神経が緊張していると感じたら、なるべくストレスフリーの状況にするために、副交感神経優位へと心身ともに誘導したいものです。

そのひとつの方法として、無意識の手前の前意識のとびらを開く「思い出し法」という方法を考案し、提案しました。これは、簡単な方法です。目をつぶって、14、15歳頃の楽しかったことを思い出すと、10〜15分で心拍数が低下してくるのです。

この方法を私の知人に試していただいたところ、下記の５人の心拍数がこのように低下し、交感神経優位より副交感神経優位へと誘導されたのです。

A　70回／分　↓　58回／分
B　68回／分　↓　60回／分
C　60回／分　↓　58回／分
D　72回／分　↓　61回／分
E　74回／分　↓　65回／分

つまり、リラックスモードからストレスフリーの状況がつくりだせるのです。さらに、目をつぶってしばらくすると、無の状態（つまり瞑想の方法）にも移行でき、ある意味で、マインドフルネスともいえるような状況になってくるのです。

この方法は、疲れた腸と脳をリセットすることにもつながってくると示唆されます。

第7章

健康長寿と呼ばれる地域の食の秘密とは

本来、日本人が食べていた大麦（もち麦）の力

１９６０年代まで、日本人の多くは麦めし（大麦と米との混合めし）を食べていました。この時代は、現代と比較して大腸癌、炎症性腸疾患（潰瘍性大腸炎、クローン病）、糖尿病などがとても少なかったのです。では、なぜこのような病気が増えたのでしょうか。

そのひとつに、食の劇的な変化があげられます。日本人の主食であった麦めし（大麦）を食べなくなったことがその一因だと思われます。

大麦（とくにもち麦）は水溶性食物繊維（β－グルカン）が豊富で、日本人の悪化した腸内環境や健康に対して良好な作用を有すると示唆されるのです。では、ここで大麦（もち麦）がなぜ体にいいのか、その効能の秘密を探っていくことにしましょう。

まず、大麦（もち麦）の魅力は、何といってもその豊富な食物繊維にあります。食物繊維は、とくに腸の健康を大きく左右することがわかっています。

「日本食品標準成分表」によると、食物繊維は「ヒトの消化酵素では消化されない食品中の難消化成分の総体」と定義されています。カニやエビなどの殻の成分（キチン）などの動物性食品も一部ありますが、大部分は植物性食品に含まれています。

つまり、食物繊維は、人間の体に消化・吸収されない成分なのです。その意味では、ビタミンやタンパク質など、ほかの栄養成分のように消化・吸収して力を発揮する食品成分とは性質が異なります。

つい最近まで、食物繊維は栄養のない「食べ物のカス」といわれ、栄養学的にあまり重要視されてきませんでした。

しかし、現在では、食物繊維は、炭水化物、脂肪、タンパク質、ミネラル、ビタミンに次ぐ「第6の栄養素」といわれています。じつは、食物繊維が本格的に研究されるようになったのは第二次世界大戦後で、比較的最近のことなのです。

では、大麦（もち麦）の魅力の鍵を握る食物繊維（β-グルカン）について、詳しくみていくことにしましょう。

そのおもな作用として、次のようなものがあります。

① 消化管への作用

・整腸作用（プロバイオティクス効果）、腸内細菌による発酵促進

・胃粘膜保護作用

② 免疫調節作用

・腸管免疫の賦活作用、感染防御作用、抗アレルギー効果

③ 血中コレステロールと脂質の吸収を抑制する作用

・糖代謝や脂質代謝を改善する作用

④ 血糖値上昇抑制作用、血中インスリン濃度調整作用

・糖尿病予防効果

⑤ 心臓・循環器系の健康維持

・血圧上昇抑制作用

・脂質代謝の改善作用

まず注目したいのは、β－グルカンが大腸内に存在する善玉菌の栄養源となることです。つまり整腸作用です。

その結果、善玉菌が増殖し、腸内環境が整えられ、病気や老化の原因となる悪玉菌の増加が抑制され、排便力がアップして便秘解消にもつながっていくのです。

さらに、便秘の解消によって老廃物の腸内滞在時間が短くなり、腸内環境を整えてくれることになるので、大腸の表面細胞が正常になり、癌細胞に変化するのを予防してくれることも期待できます。

近年の研究では、β－グルカンのような水溶性食物繊維の、免疫系を刺激して感染抵抗力を強める効果や、慢性の炎症を抑制する効果なども報告されています。

大麦（もち麦）以外にも海藻やキノコ類などに多く含まれるβ－グルカンは、おもに消化管粘膜を介して免疫機構を活性化すると考えられています。

マウスにβ－グルカンを経口投与すると、脾臓や小腸の免疫作用を高めることが指摘されています。また、そのほかの動物実験で、免疫細胞のひとつであるNK

（ナチュラルキラー）細胞を活性化することなども判明しています。さらに、マウスの免疫細胞にβ－グルカンを付加していくと、β－グルカンの量が増加するにつれて、免疫力を高める物質も増加したと報告されています。

現段階ではまだ動物実験で、生体のデータはこれからですが、人体の免疫系にもβ－グルカンが関与していることが判明しつつあります。


次に、糖尿病に対する効能について述べておきましょう。

海外では、高血糖を防ぐために大麦がよいとの報告が多数提出されています。日本でも増え続ける糖尿病患者を救うのは、大麦（もち麦）かもしれません。

日本における糖尿病患者は年々増え続け、ここ50年で35倍に急増し、２０１４年の厚生労働省の調査では、３１７万人に達する勢いです。糖尿病とは、血糖値が高い状態が続くことで、ブドウ糖（グルコース）を適切に処理するインスリンというホルモンが効きにくくなり、血糖値が下がらなくなる病気です。

糖尿病の怖いところは、悪化すると細かい血管が損傷され、失明につながる糖尿病網膜症や人工透析が必要になる糖尿病腎症、手足がしびれる糖尿病神経障害などの合併症をもたらす点にあります。

糖尿病増加の背景には、食物繊維摂取量の減少も指摘されています。なぜなら、食物繊維（とくに水溶性食物繊維）には、食事で摂取した糖が体内に吸収されるスピードをゆるやかにする働きがあるからです。

水溶性食物繊維が胃を通過して小腸の中に貯留すると、糖などの吸収のスピードが遅くなるわけです。こうして水溶性食物繊維によって糖の吸収がゆるやかになるため、血糖値の急激な上昇を抑えることにつながるのです。

また、麦めしを摂ると、その次に口にする食事の後も血糖値が上がりにくくなる、つまり「セカンドミール効果」があるという報告があります（福原育夫ほか「β-グルカン高含有大麦混合米飯の食後血糖応答とそのセカンドミール効果に及ぼす影響」）。

大麦（もち麦）に含まれるβ-グルカンには、脂肪の吸収を抑える働きもあるので、糖を吸収しにくくするだけでなく、インスリンを効きやすくするというダブル効果で、糖尿病を予防してくれるのです。

さらに、高コレステロール血症の予防にも、大麦（もち麦）は効果を発揮するともいわれています。

コレステロールは健康と美容の敵と思われがちですが、本来、コレステロールは、

① 細胞膜をつくる
② ホルモンの材料になる
③ 消化液の胆汁酸の主成分になる

など生命を維持するうえで欠かすことのできない成分です。

しかし、動物性脂肪の多い食事を摂りすぎると、血液中の脂質が増え、体内の脂質バランスが崩れるなど脂質異常症といわれる病態を生みます。

とくに血中コレステロールが増えすぎる高コレステロール血症では、LDL（悪玉）コレステロールが増加して血管壁にへばりつき、血液の通り道を狭めてしまい

ます。すると血管そのものが弾力を失って、動脈硬化の状態になり、血管の老化を促進させてしまうのです。動脈硬化はさらに脳卒中や心筋梗塞など、命にかかわる病気に影響するので、健康維持のために血中コレステロールの増加は防がなくてはなりません。

さらに、脂肪の多い食事をすると、胆汁酸が分泌され、これによって脂肪分解酵素のリパーゼが活性化し、脂質の消化吸収が促進されます。大麦（もち麦）に豊富なβ-グルカンは水に溶けることで粘性を高め、胆汁酸を取り込んで体外に排出しますので、その結果、胆汁酸が不足して、余計なコレステロールを摂取せずにすむのです。

愛媛県で大腸癌の死亡率が低いわけ

以前より、味噌といえばおもに麦味噌が使われてきました。

麦味噌は、原料として大麦を使用し、独特の風味と色調が特徴です。

じつは、麦味噌用の麦麹にもβ-グルカンが含有されていることが判明しています。一方、米味噌に使用する米麴には、β-グルカンはほとんど含有されていないようです。

最近、増加が止まらない大腸癌ですが、大腸癌での死亡率がいちばん低い県は、愛媛県なのです。この県では、おもに麦味噌が使われていることから、大腸癌による死亡率に、β-グルカンの働きが関与している可能性が大いにあるのです。

まだ動物実験の段階ではありますが、一般の味噌を摂取したマウスの腸内細菌叢で乳酸菌が増加するという報告もあります。

つまり愛媛県で大腸癌の死亡率が低いことには、麦味噌に含有されるβ-グルカンの働きに加えて、ある種の細菌や真菌による腸内環境の改善も関与していることが考えられるのです。

あるスペイン人の食生活

私の友人で、スペインのバルセロナに住む30歳代の女性アルメテノ・マロさんへ、地元の地中海型食生活とオリーブオイルについて質問してみました。

スペイン人にとって、オリーブの実（テーブルオリーブ）は前菜に最適で食欲を増進する効果があり、またオリーブオイルは、デザートを含めてすべての料理に使用するそうです。

普通は、ピュア・オリーブオイルをシチューや揚げ物に使い、エキストラバージン・オリーブオイルは、サラダに使ったり、魚や野菜、チーズなどの保存用と分けて使用するのだそうです。

とある日の食事について質問したところ、次のようなメニューを示してくれました。

・朝食
オレンジ１個、全粒粉クッキー、ドーナツ１個、ミルク入りコーヒー
・おやつ
テーブルオリーブ、ピクルス、ノンアルコール・ビール
・昼食

鶏肉のパエージャ、サラダ、バナナ、水

・夕食

コンソメスープ、ツナサンドウィッチ、ヨーグルト、チョコレートバー、水

・朝食

オレンジ1個、全粒粉クッキー、ミルク入りコーヒー

・おやつ

インスタントチョコレート、牛乳1杯

・昼食

野菜のピューレ、煮ジャケと米、バナナ

・夕食

スープとガルバンゾー（ひよこ豆）、ヨーグルト1杯、野菜のピューレ、煮ジャケと米。ガルバンゾーにはオリーブオイルを使用

また魚が大好きだそうで、週に2、3回は魚料理を食べるそうです。オリーブオイルは魚料理の下ごしらえに使います。オーブンで調理するときには、魚を入れる前にエキストラバージン・オリーブオイルを振りかけ、トマトとピーマンのソースで煮込むときは、ソースにつける前にトマトをエキストラバージン・オリーブオイルで炒めるのだそうです。

また魚をゆでるときは水、材料と一緒に少量のオリーブオイルを垂らすのだそうです。

野菜や果実、エキストラバージン・オリーブオイルなどはなるべく有機のものを使用しているそうです。これは、第3章で紹介した喜多嶋氏の姿勢とよくにています。スペインでは、オリーブオイルをデザートにも使うことがあるのだそうです。おもにビスコチョ（カステラのようなスポンジケーキの一種）に使うといいます。

以上のような料理内容は、食材の面でみると、あまり日本と変わらないことがわかるのです。

クレタ島の伝統的な地中海型食生活

古来よりギリシャは、長寿の国といわれてきましたが、その中でもギリシャ本土から約160キロメートル南に離れた、地中海東部に位置するクレタ島は長寿で有名な地域です。

最初にこの地域が注目を集めたきっかけは、アメリカ・ミネソタ大学公衆衛生学院教授であったアンセル・キーズ博士による「7ヶ国研究」でした。

キーズ博士らは、1960年代にアメリカ、フィンランド、イタリア南部、スペイン、ギリシャ、ユーゴスラビア、日本の7ヶ国を対象に心臓疾患の発症率とその原因について10年間にわたり調査、比較検証しました。

その結果、地中海地域の人々は平均寿命が長く、心臓病や動脈硬化、さらに大腸癌の発症率が低いことがわかったのです。そしてその秘密は、この地域の一般的な食事にありました。いちばんの違いは、脂質を何から摂っているのかということでした。

調査結果をみてみると、心臓疾患や大腸癌の発症率が高かったフィンランドやアメリカと、低かった地中海地域の国々の脂肪全体の摂取量そのものはそれほど変わりません。しかし脂質の内容が、牛や豚など肉や乳製品から摂取する動物性脂肪であるのか、それともＥＰＡやＤＨＡが豊富な背の青い魚や、オレイン酸が豊富なエキストラバージン・オリーブオイルなのかで、健康への影響に顕著な違いが表れていたのです。

また、このエリアの食生活の内容は、主食となるパスタやパン、米などの穀物に、野菜や果物、豆などは豊富に、さらに新鮮な魚、チーズやヨーグルトは適量を、そして肉類は、ときどき食べる程度にするというバランスで構成されていたのです。クレタ島は、このような地中海型食生活の源流ともいえるような食習慣をもっていたのです。

では、クレタ島に暮らす人々の伝統的な食事（１週間）のメニューをみてみましょう。

1日目

・朝食　ヨーグルト、ラスク、オレンジ
・間食　梨
・昼食　豆、玉ねぎ、サラダ、全粒パン、りんご、赤ワイン
・間食　クルミ、干しイチジク
・夕食　煮野菜、ポテト、ゆで卵、メロン、赤ワイン

2日目

・朝食　ラスク、チーズ、りんご
・間食　オレンジ
・昼食　カタツムリ、サラダ、ポテト、全粒パン、赤ワイン
・間食　ハルバ
・夕食　米、ヨーグルト、全粒パン、竜眼果（ライチ）

3日目
・朝食　自家製ドーナツ、りんご、ハーブ茶
・間食　梨
・昼食　魚、ひよこ豆、サラダ、チェリー、全粒パン、赤ワイン
・間食　クルミ、干しイチジク、ラキ（ウーゾ）酒
・夕食　トマト料理、サラダ、全粒パン、メロン

4日目
・朝食　小麦粉のミルク煮
・間食　メロン
・昼食　魚、豆ピューレ、ラスク、サラダ、梨、赤ワイン
・間食　ハルバ
・夕食　レンズ豆、サラダ、りんご、チーズ、全粒パン、赤ワイン

5日目

・朝食　ラスク、オリーブ、ハーブ茶、りんご
・間食　りんご
・昼食　豆、ポテト、全粒パン、オリーブ、オレンジ
・間食　クルミ、干しイチジク、ラキ（ウーゾ）酒
・夕食　豆ピューレ、アザミ、オリーブオイル、梨、全粒パン

6日目

・朝食　全粒小麦とミルク、メロン、コーヒー
・間食　りんご
・昼食　鶏肉、オクラ、ポテトサラダ
・間食　チーズ、パイ、ハチミツ
・夕食　野菜煮込み、ラスク、メロン、赤ワイン

7日目

・朝食　自家製チーズパイ、ハチミツ、メロン
・昼食　うさぎ肉、パスタ、サラダ、ワイン
・間食　コーヒー、ハルバ
・夕食　魚、魚と野菜のスープ、ラスク、りんご、赤ワイン、サラダ：トマト、胡瓜、玉ねぎ、レタス、ほうれん草、エキストラバージン・オリーブオイル

全体的に野菜や麦（全粒小麦）が豊富で、間食にはフルーツやナッツを摂っていることがわかります。ちなみに間食によく出てくるハルバというのは、中近東やギリシャなどで食べられている伝統的なお菓子で、ミネラルや食物繊維、ビタミンBが豊富な小麦のセモリーナ粉とオリーブオイル、シナモンやクローブなどのスパイスを混ぜて焼いたものです。

チーズはギリシャでは羊やヤギの乳からつくられる「フェタチーズ」が一般的で、

北ヨーロッパやアメリカなどで好まれるチェダーチーズなどと比べると、総飽和脂肪酸は3分の1程度、総脂肪酸量も半分以下と脂肪の少ないすぐれたタンパク源です。

山梨県の棡原地区はなぜ健康長寿だったのか

ここで日本の長寿地域について述べておきましょう。

長寿の地域として有名だった村のひとつに、山梨県の上野原市棡原《ゆずりはら》地区（旧北都留郡上野原村）があげられます。棡原地区は、山梨と東京の県境近くにあり、山道をバスで1時間ほど揺られたところにある山間の小さな集落です。

この地区が最初に注目されたのは、1968年に古森豊甫医師が東北大学の近藤正二名誉教授をこの地に案内して、2泊3日で食生活に関する調査をおこなったところ、夫婦そろって日本有数の長寿村と指摘したことにはじまります。

その後、1979年に腸内細菌の研究者で東京大学農学部名誉教授の光岡知足氏らの研究グループが棡原地区を訪れ、この地の高齢者の腸内細菌を調査しました。そして、棡原地区の人々の腸が健康（腸内環境が良好）であることが、長寿のひとつの要因になっている可能性を指摘したのです。

このとき光岡氏らは、70歳以上の村人17人（平均年齢82・1歳）の便を採取して調べました。さらに東京都内の老人ホーム在住の高齢者37人（平均年齢78・4歳）、研究室の25～42歳の人々の3つのグループを比較検討しました。

その結果、棡原地区の高齢者は腸内細菌叢（腸内フローラ）のバランスがよく、実年齢よりも非常に若いことが判明したのです。第4章でも述べましたが、この腸内フローラは、一般的に若い年代では、ビフィズス菌などの善玉菌が優勢で安定しています。これが60代あたりになると、ビフィズス菌が減少し、悪玉菌がしだいに増加してくるとされています。とくに悪玉菌のひとつであるウェルシュ菌は、老化した腸内から多く検出される腸内細菌といわれています。

光岡氏らは、さらに、それぞれのグループでビフィズス菌とウェルシュ菌の検出率も調べました。

その結果、研究室のグループでは、ビフィズス菌の検出率が100パーセントだったのに対して、老人ホームのグループは70パーセントほどでした。また、10人に3人の割合でビフィズス菌が検出されず、検出された人の菌の量も若い人たちの10分の1程度でした。さらに、ウェルシュ菌は、研究室のグループからは10人に4、5人ほどでしたが、老人ホームのグループからは8〜10人と高い割合で検出されました。

では、棡原の高齢者はというと、ビフィズス菌は、研究室のグループと老人ホームのグループの中間程度、ウェルシュ菌は、研究室のグループ世代と同じ程度の割合でした。

ということは、棡原地区の高齢者は、平均年齢がいちばん高いにもかかわらず、ウェルシュ菌は、若い世代並みに低い数字を記録したのです。このことは、棡原の長寿の人々の腸内環境が、とても若々しいということを示していたのです。

では、いったい何が、棡原地区に暮らす高齢者の腸内を若々しくさせたのでしょうか。

1952年にバスが開通するまで、この地域は外部との交通手段に乏しく、交流がほとんどないため、ほぼ完全な自給自足の生活を送っていたそうです。

あわ、ひえ、きび、ソバなど精製されていない雑穀と、たくさんのイモや季節の野菜、豆に小麦、ふすまの麺や味噌などを取り入れた伝統料理の内容をみると、棡原地区の人々の腸力が高い理由がわかります。

たとえば、ほうとうです。ほうとうは、山梨県を中心に食べられている太く平たい手打ち麺を、大根やニンジンなどの根菜類やカボチャなどと一緒に煮込んだ麺料理です。食物繊維が豊富なだけでなく、味噌で味つけするので植物性乳酸菌なども摂取できて、腸内環境を整えるのにも効果的です。

同じくこの地域の人々がよく食べていた、こんにゃく（グルコマンナン）のさしみや甘酒の麹でつくる酒まんじゅう、しめじの油炒めなども、腸内環境をよくするのにうってつけの料理だったのです。

また、棡原地区の家々は、丘陵の傾斜に沿って建っていて、隣の家に行くにも、畑を耕すにも坂を上がったり下ったり、かなりの運動量になります。こうした生活を送っている椈原の長寿の人々は、皮膚のシミも少なく、背も曲がらず、とても元気でした。

自然と腸力をアップする食生活に、少しキツめの運動を日常的におこなうことが、人々を若く保ち、長寿の原動力となっていたのでしょう。

しかし、交通の便が発達したことなどにより、椈原地区でも変化が起きました。バスの開通や自家用車の普及により、食事の内容や労働は変化して、都会の生活習慣に近くなりました。

すると、１９８０年代には80〜90歳代の親世代よりも50〜60歳代の子供世代が生活習慣病にかかり、親よりも先に亡くなるという現象も認められるようになってきたのでした。

最後に、椈原地区の伝統料理、ほうとうのつくり方を記しておきましょう。

・カボチャの煮ぼうとう（2人分）

（材料）
ほうとうの麺（中力粉と水でつくっても可）
カボチャ　小6分の1個
人参や大根、ゴボウなど好みの野菜　適量
味噌　大さじ1
だし汁　適量
しょう油　少々
（つくり方）
① 鍋に食べやすい大きさに切った野菜類を入れたら、だし汁を注いで中火にかけ、煮立ったら弱火にし、やわらかくなるまで煮る。
② 味噌を溶いてほうとうの麺をそのまま加える。麺がやわらかくトロリとしてくるまで弱火で煮る。
③ しょう油で味を調え、好みで刻みねぎや七味を添える。

沖縄の「ぬちぐすい」という文化

次に、かつては日本一の長寿地域として有名だった沖縄についてです。

沖縄には、「ぬちぐすい」という言葉があります。「命の薬」という意味です。文字通り、命の薬になるような、美しい景色や人々の優しさ、おいしい食事のことを指すそうです。

かつての伝統的な沖縄の食文化は、まさに「ぬちぐすい」と呼ぶにふさわしいものでした。琉球王朝時代に中国から薬食同源の考え方の影響を受けていたとの説もあります。

とくに、都市部から離れた地域や島では、イモや雑穀を主食とし、ヘチマやゴーヤー、パパイヤなどを炒めた料理が多数あります。イモや雑穀は食物繊維やビタミン類が豊富ですし、ヘチマやゴーヤー、パパイヤなど、沖縄ならではの野菜も栄養価の高い食材です。

たとえばゴーヤーは、「夏野菜の王様」と呼ばれることもあるほどで、ビタミン

Cの含有量は100グラムあたり76ミリグラムもあります。しかも加熱しても壊れにくいのが特徴です。ゴーヤーチャンプルーなどにしても、しっかりビタミンを補給することができるのです。また、水溶性食物繊維も豊富で、胃腸の働きをサポートする力もある優秀な食材です。

沖縄の人々は、ゴーヤーを「チャンプルー」として食べることが多いそうですが、このチャンプルーには、島豆腐という固めの豆腐を使います。この島豆腐に象徴されるように、沖縄では豆製品がよく食べられています。島豆腐やゆし豆腐、それから豆腐を紅麹と泡盛に漬け込んだ豆腐ようという珍味もあります。まわりを海に囲まれながら、歴史的にはあまり魚を食べなかったり、古くは豚などの肉もあまり食卓に上がらなかった土地にあって、これらの豆製品は低脂肪で貴重なタンパク源だったのです。

ユニークなのは、魚の食文化はあまり発展していないのに、海藻や昆布を使った副菜は、よく食卓に上がることです。

ところで、気候の暖かい沖縄では昆布はとれません。江戸時代に薩摩藩が清国との貿易の輸出品として、北海道から昆布を運んでいた頃、貿易の中継点だった琉球にもたらされたといわれています。

それ以来、昆布は沖縄の伝統料理に取り入れられました。2000年前後まで沖縄県の昆布消費量が日本一だったことを考えると、昆布料理が沖縄の長寿を支えていたひとつの要因かもしれません。

また沖縄では、調味料もちょっと異なり、自然塩や黒糖などミネラル分が高いものや、酢などを使っており、これらのことから島の高齢者たちの腸力が高いことが示唆されます。先ほどの豆腐に使われる「にがり」や、ゴーヤーもミネラルが豊富な食材といえるでしょう。

沖縄料理によく出てくる豚肉は、じつは、戦前まではめったに食べられるものではなく、ヤギなどとともに貴重な動物性のタンパク源でした。ロースなどの精肉部位よりも内臓やあばらの方が好まれ、料理として食べるときには、しっかりと煮込んで余分な脂肪分を落としていたそうです。

これも腸によい食事といえます。腸にも優しい豊かな食生活と美しい自然、歌と踊りを楽しみ、人とのつながりがある、ゆったりとした生活環境がかつての沖縄の長寿の秘訣だったのかもしれません。

しかし、現在の沖縄はけっして健康長寿の地とはいえなくなっています。琉球大学大学院医学研究科内分泌・血液・膠原内科講座の益崎裕章教授は、次のように指摘しています。

東京銀座にマクドナルド１号店が出店した１９７１年の10年前に、沖縄県ではアメリカの高脂肪・大量消費型の食文化が流入していました。そのため現在、子供時代からその洗礼を受けてきた壮年・還暦世代を中心に、とくに成人男性における肥満症、メタボリック・シンドローム、糖尿病、高血圧症が急増し、人工透析の導入率や致死的な心血管・脳血管障害の発生率が日本屈指のレベルに達した、と述べています。

確かに、都道府県別の男性平均寿命の順位をみると、１９８５年には１位であったのが、１９９５年に４位、２０００年に８位、２００５年には25位にまで下がってしまいました。

益崎教授は、長寿県といわれた1975年当時、65歳以上の沖縄県民の大部分は、朝・昼・夕の三食ともに、幼少期より〝煮イモ〟を主食としていたので、食物繊維の成分が豊富で、低脂肪・低カロリーの質素な食事を摂ってきたことを指摘しています。

さらに平均寿命が低くなったのは食習慣以外に、日中はとても暑いので活動時間帯が夜に移行することにあるとしています。その結果、睡眠不足となり不規則な生活がホルモン分泌や体内時計に影響を与えて、生活リズムの障害を起こすことで、肥満、糖尿病、高血圧につながったり、高度な車社会も運動不足をまねくなど、様ざまな要因があると述べています。

ここで注意すべきは、日本本土よりも10年も早くアメリカのライフスタイル（とくに食のスタイル）が沖縄の男性の平均寿命に影響したことから考えると、日本本土の都市部でも同様の問題が起きていると考えられるのです。

最後に、沖縄の伝統料理クーブイリチーを紹介しましょう。

・クーブイリチー（２人分）

（材料）

昆布（早煮え）　50グラム

厚揚げ　３分の１個

人参　４分の１本

だし汁　２５０ミリリットル

しょう油　適量

（つくり方）

①　鍋に昆布とだし汁を入れて中火にかけ、煮立ったら弱火にする。

②　１センチメートルの厚さに切った厚揚げと、細切りにした人参を加え、昆布がやわらかくなったら、しょう油で味つけする。

なぜ、長野県は日本一の長寿地域になったのか

現在、長野県は日本でいちばんの長寿地域です。その秘密を少し探ってみましょう。長野県の知事を務める阿部守一氏は、長野県の食の特徴がどのように健康長寿につながっていったのか、ということに関して、次のようなことを指摘しています。まとめてみました。

① 減塩意識が高く、県民の間に浸透している
もともと塩分過多の傾向があったが、県をあげての啓蒙運動が定着。また、疾病への予防意識が高く、研究熱心な県民性のため、減塩料理の開発がさかん。つまり、食塩摂取量が減ったことが、高血圧や脳血管疾患の予防につながった。高血圧予防に大切なカリウムを多く含有する野菜をたくさん摂ることも、健康長寿に有効。

② 県民ひとり当たりの野菜の摂取量が、全国で1位

全国一の生産高を誇る野菜も多い長野県。標高差が大きいなど、変化に富んだ地形の強みから、多種多様な野菜が生産されている農業県になったこと。良質な野菜がたくさん身近にある環境が、健康長寿につながっている。国立がんセンターの発表では、長野県は大腸癌の死亡率が低値で、それは、アブラナ科の野菜（白菜、キャベツ、ブロッコリーなど）を多く摂取しているからかもしれない。

③　果物の消費量、生産量も多い

気候条件のおかげで、養分が効率よく蓄積されたおいしくて栄養価の高い果物がたくさん生産されている。皮ごと食べられてポリフェノールが豊富なオリジナル品種のぶどう、「ナガノパープル」なども開発されている。りんごポリフェノールやりんごペクチンなどが、大腸への効果があり、このりんごは長野県が全国シェア第2位の生産量となっている。さらに干し柿も有名で、食物繊維含有量が100グラム中16グラムと果実やドライフルーツなどの中でいちばん多い。

④　発酵食品がよく食べられている

味噌の生産は全国一位で、野沢菜漬け（植物性乳酸菌）やすんき漬け（植物性乳酸菌）などの漬け物をはじめ納豆（納豆菌）や麴などを使った発酵食品が多い。これは海なし県であることや、厳しい寒さから、食材を長期保存する発酵食の知恵が伝わっているため。

このような長野県の長寿の状況をみていきますと、やはり、野菜・果物をたくさん摂る、植物性乳酸菌、納豆菌、麴などによる発酵食を多く摂って減塩にすることが、長寿および大腸癌の死亡率低値に結びついていると考えられるのです。

野菜・果物中心の食生活であれば、カロリー・リストリクション（カロリー制限）や抗酸化物質を多く摂ることも可能となり、同時に発酵食品、野菜・果実の食物繊維を多く摂ることで腸内環境の改善へとつながっていくのです。

和食のよさを見直そう

そもそも和食とは、いったいどのような食事を指すのでしょうか。

ごはんと味噌汁……、煮物類……？

唐突に「和食って何」と聞かれても、日本人である私たちにとっても、その定義ははなはだあいまいです。

欧米では、日本人が長寿であることに着目して、和食が健康・長寿食であるという認識が高まっています。というのは、１９７９年にアメリカで公表された「マクガバン・レポート」以降、和食が健康・長寿食であるという考え方が定着したのかもしれません。

私にとっての和食というと、きっと多くの皆さんと同じで、まずは寿司やさしみが思い浮かびます。和食のおおよその特徴としては、菜食を主体とし、生食や素材の味を重視していることに加えて、こまやかな盛りつけといった、料理に対する心づかいなどもポイントかもしれません。

最近では、和食が海外でも広く知られるようになってきたので、和食に関する様ざまな討議がなされるようになりました。

２００６年11月に農林水産省の会議室でおこなわれた「海外日本食レストラン認証有識者会議」では、次のような内容が述べられています。

和食のイメージとは「古代、あるいは大和の時代から、今日に至るまで、民族の伝統と歴史、文化、風土の中で生まれ育ち培われてきた食生活が、日本食ではないか」という意見が述べられました。

具体的にいえば、和食は次の５つに分類されるとしています。

① 丼もの、うどん、そばなどの部類
② 寿司、てんぷらの部類
③ すきやき、鉄板焼き、しゃぶしゃぶ、焼き鳥
④ 会席など
⑤ 創作料理など

家庭料理がどこに分類されるかは不明ですが、この５つの分類は、比較的わかり

やすく、私たちにもイメージしやすいのではないかと思います。

また、和食が健康的というイメージの原点は、だしにあるそうで、だしのとり方ではフランス人と日本人がいちばん研究しているとも述べられていました。ところが、このような意見とは裏腹に、現在、日本人の多くが濃い味つけに慣れてしまっています。

平成26（2014）年10月、「日本人の長寿を支える「健康な食事」のあり方に関する検討会　報告書（案）」が厚生労働省によって策定されました。

健康の維持・増進に必要とされる栄養バランスの確保の観点から策定された、「健康な食事」の食事パターンに関する基準の内容、をまとめて示したいと思います。

「健康な食事」の食事パターンに関する基準の内容

・料理Ⅰ（主食）

精製度の低い米や大麦などの穀類を利用した主食
なお、炭水化物は40〜70グラムであること。精製度の低い穀類は2割程度であること
ただし、精製度の低い穀類の割合が多い場合は、1日1食程度の摂取にとどめることに留意すること

・料理Ⅱ（主菜）
魚介類、肉類、卵類、大豆・大豆製品を主材料とした副食（主菜）
なお、たんぱく質は10〜17グラムであること

・料理Ⅲ（副菜）
緑黄色野菜を含む2種類以上の野菜（イモ類、きのこ類・海藻類も含む）を使用した副食（副菜）。

なお、野菜は100〜200グラムであること

・1、エネルギー

単品の場合は、1食当たり、料理Ⅰは300キロカロリー未満、料理Ⅱは250キロカロリー未満、料理Ⅲは150キロカロリー未満であること
料理Ⅰ、Ⅱ、Ⅲを組み合わせる場合は、1食当たりのエネルギー量は650キロカロリー未満であること

・2、食塩
単品の場合は、料理区分ごとの1食当たりの食塩含有量（食塩相当量）は1グラム未満であること
料理Ⅰ、Ⅱ、Ⅲを組み合わせる場合は、1食当たりの食塩含有量（食塩相当量）は3グラム未満であること

・3、組み合わせ
1日の食事においては、料理Ⅰ～Ⅲの組み合わせにあわせて牛乳・乳製品、果物を摂取すること

なお、ここで策定した基準は、健康な食生活を送るための食事パターンのひとつの例である。必要なエネルギー量は個人によって異なることから、体重や体

格の変化をみながら適した料理の組み合わせを選択すること、摂取する食品や栄養素が偏らないよう、特定の食材を用いた料理を繰り返し選択するのではなく、異なる種類の料理を選択することなどの工夫が必要である。

以上のような指摘がありました。このようなイメージが和食なのですが、私たちが考える和食とは、簡単にいえば一汁三菜の家庭食ということになるでしょう。

長寿食で使われる食材やその成分・効用を知る

最後に、まとめとして食材の成分や効能を示していきたいと思います。その効用を知ることで、皆さんがこれからも健康で長生きするための助けになるでしょう。

・主食～穀物

主食としておすすめなのは、前述の麦めしです。とくに最近流行のもち麦は、従来の大麦よりもβ－グルカンの含有量が多く、米2合に対して、もち麦1合で炊くと、おこわに近い食感でおいしく食べられます。大麦は、米、小麦、トウモロコシに次いで、世界の生産量第4位の作物です。

日本では、昔から食べられてきた穀類であり、明治時代には、一般庶民はひき割り飯（米4〜6に対して、大麦6〜4の割合）にして食べていました。昭和40（1965）年頃までは、大麦は米に次ぐ主食の地位にあったのです。

この昭和40年代前後の日本人には、糖尿病や大腸癌、また様ざまな腸疾患は非常に少なかったのです。しかしその後、主食としての大麦は減少の一途をたどっています。前述のごとく、大麦（もち麦）には、水溶性食物繊維であるβ-グルカンが100グラム当たり3〜6グラムも含有されていて、これは米や小麦にはない特徴です。このβ-グルカンが健康効果を有しているのです。

そして、大麦の中でももち性のあるもち麦は、β-グルカンの含有量が比較的多いのです。腸の不調に悩む人やメタボリック・シンドロームを解消したい人には、1日1〜2回麦めし（もち麦ごはん）に代えてみることをおすすめします。

エキストラバージン・オリーブオイルの様ざまな健康効果

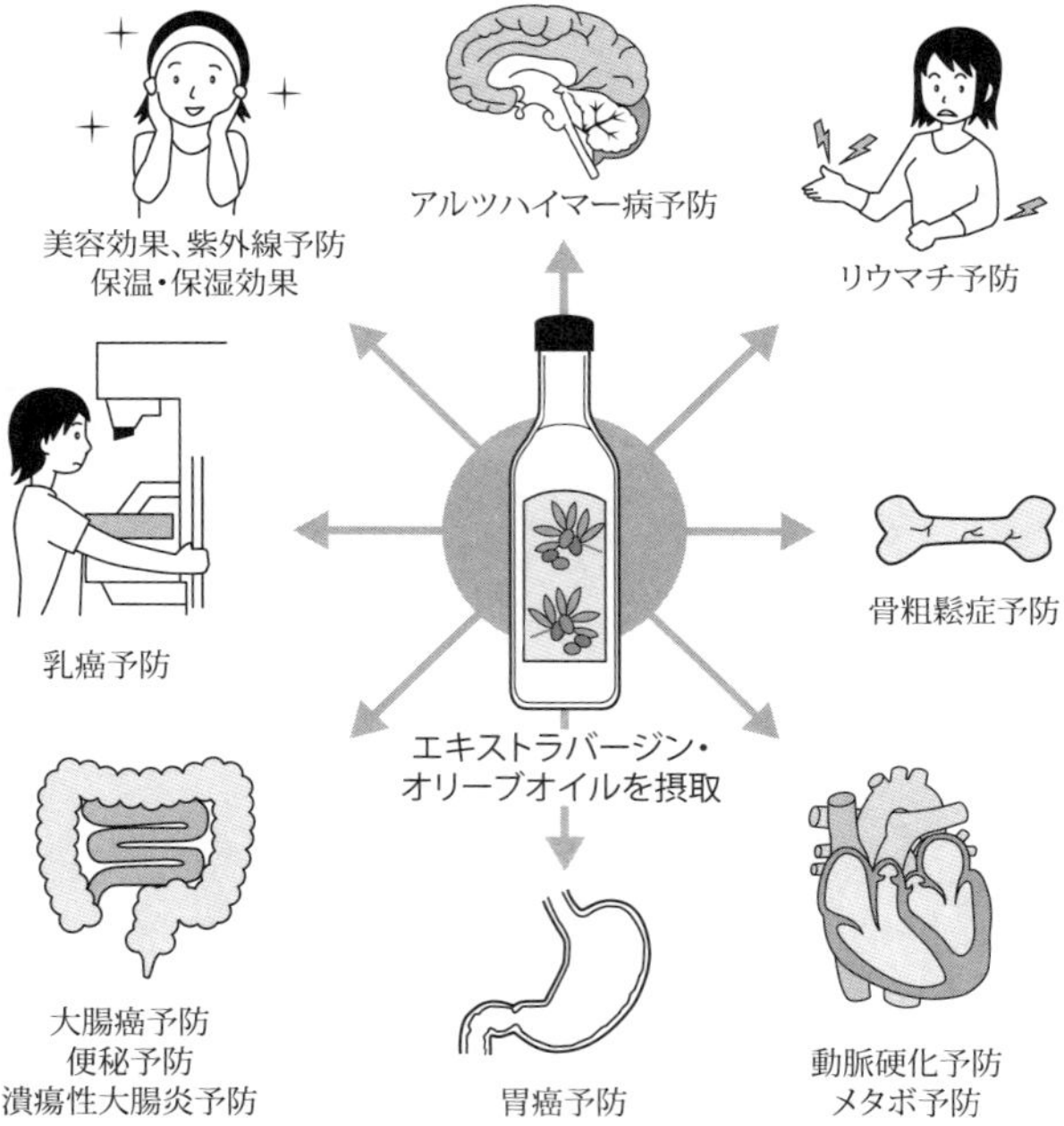

・エキストラバージン・オリーブオイル

エキストラバージン・オリーブオイルが長寿に有効であることが判明してきたので、ここで様ざまな効用などを簡潔にまとめておきます。

エキストラバージン・オリーブオイルは前ページの図にも示したとおり全身に有効なので、1日1回は摂ることをおすすめします。

①　エキストラバージン・オリーブオイル：国際オリーブ協会の規定によると、果実をそのまま絞ったもので酸度0・8パーセント以下、官能検査により、完全な食味をもっているものとされています。

②　エキストラバージン・オリーブオイルには、32種類ものポリフェノールが含有されていることが判明しました。

③　ポリフェノール類が、エキストラバージン・オリーブオイル特有の風味に関与しています。味のビターなものほど、ポリフェノール類の含有量が多いのです。

④エキストラバージン・オリーブオイルは、他の油に比較して、唯一精製されていない油であり、もっとも高い抗酸化作用を有しています。

⑤FDA（アメリカ国食品医薬品局）が認めた限定的健康表示として、1日当たり13・5グラム（大さじ1杯）のオリーブオイルに由来する一価不飽和脂肪酸（オレイン酸）を、飽和脂肪酸とコレステロールの低い中程度の脂肪食に取り入れたときに心臓病のリスクを減少させる（使用していた他の油をエキストラバージン・オリーブオイルに置き換えた時に有用です）。これは、おもにオレイン酸の効果に由来する脳や心臓病の血管系疾患に対する予防効果です（FDAヘルスクレーム）。

⑥EFSA（ヨーロッパ食品安全局）が認めたエキストラバージン・オリーブオイルの効用（2011年）：オリーブオイル・ポリフェノールの摂取（ヒドロキシチロソール、オレウロペインなど）がVLDL（低密度リポタンパク）粒子の酸化損傷を保護する（これが血管の動脈硬化予防にもっとも重要な効果です）。

⑦ アメリカ糖尿病学会ステートメント（２０１３年）：オリーブオイルを中心とする地中海型食生活は、肥満者の減量を図るためには短期間（2年間）では、有効であるかもしれない。

⑧ 慢性便秘症の患者では、エキストラバージン・オリーブオイルを大さじ1〜2杯摂取することで従来服用していた下剤の減量が可能である。

⑨ エキストラバージン・オリーブオイルのもつポリフェノールの効果は次のようになります。カッコ内は判明しているポリフェノールの種類です。

i 動脈硬化予防（オレウロペイン、ヒドロキシチロソール）

ii 心臓病予防

iii アルツハイマー病（オレオカンタール）

iv ヘリコバクターピロリ菌感染症

v 大腸癌、乳癌などの癌予防（オレウロペイン、ヒドロキシチロソール）

vi エキストラバージン・オリーブオイルを中心とする地中海型食生活のメタボリック・シンドローム予防

vii　関節リウマチの痛みに対する効果（オレオカンタール）

viii　潰瘍性大腸炎に対する効果（オレオカンタールが有効であることが判明）

ix　全身の様ざまな部位に効果があり、スロー・エイジング、アンチ・エイジングへ

x　糖尿病予防

xi　マインドフルネス効果

・豆類

豆類は、古くから穀類と並んで人間にとって大切な食材です。タンパク質と脂質なども含んでいます。豆類は、世界の各地で、主食とされる炭水化物の穀物とペアを組む準主食扱いです。

たとえば、ヨーロッパでは、麦とエンドウマメやソラマメなど、アメリカ大陸ではトウモロコシとインゲンマメ、ラッカセイ、アジアでは米と大豆です。

日本では、米や穀類とのペアで、大豆がタンパク質と脂肪の補給源として重要な

価値をもっていました。大豆は、日本では豆腐、納豆、煮豆など様ざまなスタイルで使われています。納豆は、発酵食品のひとつで、納豆菌を含有しています。食物繊維も豊富で、善玉菌を増加させ、結果的には免疫力を高め、腸内環境を整えます。

豆類の問題点は、比較的火が通りにくい、消化しにくいという点にありますが、加工法も発達しました。味噌、しょう油、納豆などの発酵食品、豆腐などの大豆加工品、そして炒り豆、きな粉と様ざまな味が生まれたのは、むしろ調理しにくさゆえかもしれません。さらに、日本では和菓子の材料、つまりあんことしてアズキなどの豆が使われています。

またアーモンドは、夏に美しい白い花を咲かせるバラ科サクラ属の落葉高木です。地中海沿岸やカリフォルニアなど、比較的気候の温暖な地域でとれます。

アーモンドは、ローストしただけの何も味がついていないものでも非常においしいので、ちょっとお腹がすいたときに、ゆっくりかんで食べると、それだけで満足感があります。

ちなみにアーモンド28グラムの栄養成分は、エネルギー１８１キロカロリー、食物繊維量2・9グラム、タンパク質5・4グラム、脂質15・0グラム、炭水化物6・2グラム、ビタミンE8・2ミリグラムです。

あまりたくさん食べなくても、比較的多くの食物繊維が摂取でき、なおかつエキストラバージン・オリーブオイルと同様にオレイン酸が豊富に摂れます。アーモンドなどのナッツ類を食べていると、大腸癌や心臓血管系の疾患の危険を低下させることが疫学的調査でわかっています。

・多くの野菜や果物に含まれるファイトケミカル

誰もが簡単につくれる野菜を使った長寿食。その中でファイトケミカルの存在を知っていると便利です。

私は患者さんに、玉ねぎ、キャベツ、人参とコンソメスープのもとで野菜スープをつくっておいて、毎日、摂ることをすすめています。というのは、いずれの野菜も1年中買うことができて、おいしく食べられ、さらには隠れたパワーを秘めているからです。

では、玉ねぎ、キャベツ、人参には、どんなパワーが秘められているのでしょうか。もちろん、これらの野菜には、食物繊維が含有されていますが、これらには様ざまなファイトケミカルが含有されているのです。

たとえば玉ねぎには、

・システインスルホキシド：免疫細胞を活性酸素から守る
・イソチオシアネート：発癌抑制、免疫賦活作用、活性化作用
・ケルセチン：抗酸化作用

人参には、

・β-カロチン：発癌抑制、皮膚や粘膜の免疫強化
・クロロフィル：発癌抑制、抗酸化作用
・リコピン：抗酸化作用、発癌抑制
・テルペン：発症遺伝子抑制

キャベツには、
・イソチオシアネート：発癌抑制、免疫賦活作用、活性化作用
・スルフォラファン：発癌抑制、免疫細胞を活性酸素から守る

1990年代のアメリカで、癌予防の観点から「デザイナーフーズ・プログラム」という国家プロジェクトがおこなわれました。

これは、膨大な疫学調査をもとに、約40種類以上の食品の抗癌作用を調べたものです。それによれば、ニンニク、キャベツ、人参、セロリ、玉ねぎなどの野菜類に癌予防の可能性があることが判明しました。

つまり玉ねぎ、キャベツ、人参でつくるコンソメ風味のスープでまず、お腹いっぱいにしておけば、様ざまな病気の予防にもつながっていくのです。

生きている野菜や果物は、雨にさらされても簡単には腐りません。

また、動物や虫に食べられないために、独特の香りや苦味などをもっているものもあります。これらの性質は、雨風、あるいは太陽にさらされ続けるという過酷な環境の中で、種の保存のために獲得した、自己防衛機能ともいわれています。このような作用の総称をファイトケミカルというのです。

ファイト（フィト）はギリシャ語で植物を意味し、ケミカルは英語で化学を意味するのです。

つまりファイトケミカルとは、「植物がつくる化学物質」と日本語で訳されており、植物に含有される機能性成分の総称となっています。

「糖質オフ」を好む人たちは、糖質を含有する野菜や果物、穀物をシャットオフにする傾向があります。このような人たちは、ある意味でファイトケミカルを摂らない人たちともいえるでしょう。このような状況が長年にわたって続けば、血糖値にはよいかもしれませんが、ほかの病気になってしまう可能性もあるのです。

ファイトケミカルは、数千年前から薬として使用されてきた歴史もあります。というのは、ヒポクラテスは、ヤナギの樹皮をカゼ薬として処方していました。ヤナギの樹皮には、抗炎症成分のサリシンが含有されており、これはのちにアスピリンの開発へとつながりました。

また、抗癌剤のタキソールは、セイヨウイチイの木から発見されたファイトケミカルです。現在、存在が確認されているファイトケミカルは約1500種類といわれています。

ここでファイトケミカルの三大作用について述べていきます。

ファイトケミカルには、大きく分類して、抗酸化作用、免疫増強作用、癌抑制作用という3つの重要な作用があります。

① 抗酸化作用

抗酸化作用とは、酸化を抑えて老化のもとになるといわれている活性酸素の毒を無害化する働きです。体内に備わっている抗酸化力は、年齢とともに低下し、活性酸素が発生するスピードに追いつけなくなります。ファイトケミカルの抗酸化力は、細胞の中で発生した活性酸素から身体を守ってくれるのです。さらには、生理機能の低下、老化、癌、認知症、生活習慣病などの疾病の発症、進行の原因としても考えられる活性酸素を抑制することは、本当に重要なことなのです。

② 免疫増強作用

ファイトケミカルの免疫増強作用には、免疫細胞を増加させ、働きを活性化させる作用、免疫細胞を活性酸素から守る作用、癌細胞を攻撃する免疫細胞を賦活化する働きがあるといわれています。

③ 癌抑制作用

ファイトケミカルは、癌を誘発する活性酸素に対抗したり、免疫細胞を活性化させたりすることによって抗癌作用を発揮するといわれています。

では、野菜や果物に含まれる代表的なファイトケミカルについて述べておきましょう。

①　ポリフェノール：キウイフルーツ、バナナ、グレープフルーツ、マンゴー、ブドウ、オレンジ、パパイヤ、りんご、メロン、スイカ、モモ、オリーブ
②　システインスルホキシド：玉ねぎ、人参
③　アントシアニン（色素成分）：赤ワイン、紫イモ、ブルーベリー
④　イオウ化合物：白菜
⑤　グルコブラシシン：白菜
⑥　プロトアントミアニジン：グランベリー
⑦　β-カロチン：人参、ほうれん草
⑧　カテキン：緑茶
⑨　タンニン：緑茶
⑩　オイゲノール（香気成分）：バナナ
⑪　リグナン：胡麻
⑫　イソチオシネート：キャベツ、玉ねぎ

⑬　クルクミン：ウコン
⑭　テルペン類（苦味・香り成分）：かんきつ類、人参
⑮　イソフラボン：大豆
⑯　リコピン（赤色成分）：トマト、スイカ、人参
⑰　フラバノン：かんきつ類
⑱　テアフラビン：紅茶、ウーロン茶
⑲　スルフォラファン：ブロッコリー・スプラウト、キャベツ
⑳　メチルシステインスルホキシド：ニンニク
㉑　アリシン：ニンニク
㉒　ルテイン：ほうれん草
㉓　β-グルカン：キノコ類、大麦
㉔　フィトステロール：植物油、オリーブオイル
㉕　サポニン：豆類
㉖　カプサイシン：トウガラシ

㉗ ジンゲロール：ショウガ

ファイトケミカルは、元来、植物が紫外線や害虫から身を守るために合成している成分であり、日光を多く浴びた野菜ほどファイトケミカルを豊富に含有していると考えられています。

また、植物の細胞内に含まれる安定した物質であり、人間の体内に吸収するには、細胞膜を壊したうえで摂取しなければなりません。そのため、加熱するとより効果的に摂取できるといわれています。

多くのファイトケミカルは、熱に強いので、野菜は加熱して摂るのがいちばん体によいと思います。

野菜のファイトケミカルは、熱を加えることで自然に細胞外に溶け出し、ある一定時間煮続けると、その80〜90パーセントが煮汁に溶出します。こうしてつくった野菜スープには、同じ野菜を使った生野菜ジュースと比較して10〜１００倍もの抗酸化作用があることが証明されています。

たとえば、トマトの皮の部分に多く含有されるリコピンは、ファイトケミカルの一種ですが、油に溶けやすい性質があるので、オリーブオイルを加えて加熱すると吸収しやすくなります。

エキストラバージン・オリーブオイル、トマト、パスタ（全粒粉）という黄金のトライアングルに、ニンニク、バジルなどを入れてつくるトマトソースパスタは、ある意味でファイトケミカルの最強メニューともいえるでしょう。

・ハーブ類

ハーブは、塩分の代用として使うのがいいと思います。塩味が少なくても食事がおいしく感じられます。

ハーブは、香草、薬用植物などとして、ヨーロッパでは古くから親しまれてきました。ハーブの歴史は、約４５００年前にはじまったとされています。エジプトのパピルスに、古代エジプト人が病気の治療や美容のためにハーブを利用したことが記載されています。

現在のように、ハーブが様ざまな病気や外傷の治療、リラックス効果をもたらす薬草として利用されるようになったのは、紀元前5世紀、ヒポクラテスからといわれています。ヒポクラテスは、ハーブのもつ防腐・殺菌作用を利用したということです。

南イタリアでは、料理にハーブを取り入れるのが上手です。そのまま料理の中に入れて、煮たり、肉や魚に詰めたり、仕上げに振りかけたりといった使い方により、天然の調味料としたのです。地中海型食生活にとってのハーブは、和食におけるねぎ、ショウガ、ワサビといった薬味と同じ役割であるといってよいでしょう。

ハーブには、消化を助けたり、鎮痛、殺菌などの効果が認められ、さらに強い抗酸化作用もあります。

たとえば、バジルは消化を助け、血行を促進し、殺菌作用があります。トマト料理にもよく合います。

ローズマリーは、血液循環を改善し、鎮痛作用や肝臓の解毒作用のあることが知られています。肉や魚の風味づけに、レモンと一緒につけられます。

タイムは「香りを薫らす」という語源のとおり、穏やかで深みのある香りがあります。消炎、殺菌、防腐作用があります。肉や魚料理などあらゆる料理に用いられるメジャーなハーブです。

イタリアン・パセリは、ビタミン、ミネラル、鉄分が豊富で、貧血に効果があるといわれますが、口臭を消す目的で食後に口へ含むこともあります。ほとんどの料理によく合いますので、パスタとあえるだけでもおいしいのです。

様ざまなハーブの効用を整理しておきたいと思います。

①　セージ：セージとは治療という意味で、中世ヨーロッパで重要視されていたハーブです。お腹の張り、腹痛、消化不良などに効果があります。

②　バジル：地中海料理、とくにパスタなどでおなじみのハーブです。便秘やお腹の張り、消化不良などを改善する効果があります。

③　ペパーミント：独特のさわやかな香りには、殺菌作用があります。ペパーミントに含有されるメントールには、お腹の張りや腸管の痙攣を改善する効果

があります。

④ディル：魚料理と相性のよいハーブです。お腹の張りや腹痛、消化不良を改善します。

⑤フェンネル：地中海沿岸が原産で、中世ヨーロッパでは魔除けとされていたハーブです。お腹のガスをだしやすくしたり、食欲を増進させたりします。

⑥アニス：4000年前からエジプトで栽培されていたハーブです。お腹の張りや消化不良などを改善します。アニス酒などで有名です。

⑦シナモン：お茶、お菓子などによく使われます。インド料理で使われることも多く、日本でもおなじみです。腹痛、お腹の張り、下痢などに効果的です。

⑧コリアンダー：腸に溜まったガスや有害物質を排出する作用があります。

⑨ペッパー：体を温め、お腹の張り、便秘、食欲不振などを改善します。

⑩クミン：カレーやピクルスによく使われます。お腹の調子を整え、腹痛を和らげる効果があります。

⑪ナツメグ：インド料理によく使われるスパイスです。便秘を改善する効果が

期待できます。

・ブロッコリーなど、アブラナ科野菜

ブロッコリーは、アブラナ科野菜のひとつで、100グラム当たりのエネルギーは33キロカロリー、食物繊維の含有量は4・4グラム（水溶性0・7グラム、不溶性3・7グラム）です。

ビタミンCをはじめ、β-カロチン、ビタミンEが豊富な緑黄色野菜で、ビタミンCの含有量は、野菜の中でもトップクラスです。注目の成分であるイソチオシアネートを含み、癌予防にも効果的といわれています。

アブラナ科野菜の大腸癌に対する予防効果についての研究は、日本でもおこなわれています。

食事などの生活習慣と、胃癌、大腸癌との関係を明らかにするため、国立がんセンター研究所支所臨床疫学研究部（現　国立がんセンターがん予防・検診研究センター予防研究部）と長野県の複数の総合病院が共同研究としておこなった「長野県の低癌死亡率と農作物との関連についての疫学研究」という調査があります。

対象は1999年から2002年に大腸癌と診断された121人と、その比較対象として長野県の総合病院で人間ドックを受診し、「異常なし」と診断された245人が選ばれています。

調査はアンケート形式で食事内容を詳しく記載してもらい、アブラナ科野菜の中のキャベツ、大根、小松菜、ブロッコリー、白菜の5種について、どのくらいの頻度で食べているかを答えてもらっています。

その統計と大腸癌の予防効果を科学的な手法で解析した結果、その効果が明らかに認められたのが、ブロッコリーでした。また予防効果がありそうなのが白菜でした。

アブラナ科野菜の特徴は、ほかの野菜にはないグルコシノレートという成分が含有されていることです。

グルコシノレートは、アブラナ科植物の葉や茎、種子などに多く存在し、調理したり体内で消化されたりする過程で、イリチオシアネートという成分に分解されます。動物実験により、このイリチオシアネートが発癌を抑制することが確認されています。

なお、世界保健機関（WHO）の中にある国際癌研究機関（IARC）も、アブラナ科野菜について「大腸癌の発症を抑制する可能性がある」と指摘しています。

このようなアブラナ科野菜を多く摂れば、食物繊維摂取量は増加し、排便力の増強とともに大腸癌予防につながると示唆されるわけです。

・腸内環境を整えるのに最適なオリゴ糖

オリゴ糖は、和食を甘塩っぱい味にしたいときに使うとよいでしょう。

オリゴ糖は、炭水化物を分解したときに、これ以上分解できない最小単位である単糖が、2～20個程度結びついたものを指します。

砂糖の主成分であるショ糖や麦芽糖など、小腸で吸収されやすくエネルギー源になるものもありますが、人間の消化酵素では消化されないものもあります。これらは分解されることなく、大腸まで到達し、善玉菌の代表であるビフィズス菌のエサとなります。

つまりオリゴ糖を摂ると、腸内の善玉菌が増加し、腸内環境がよくなるのです。

私のクリニックの便秘外来に通院し、酸化マグネシウム製剤を内服中で、コントロールが可能な比較的軽度な慢性便秘症の患者さんに乳化オリゴ糖を毎日摂取してもらったところ、酸化マグネシウム製剤の服用量が減った人が存在しました。つまり乳化オリゴ糖で下剤の減量が可能ともいえるのです。

市販されているオリゴ糖には、ダイズオリゴ糖、フラクトオリゴ糖、ガラクトオリゴ糖、イソマルトオリゴ糖、乳化オリゴ糖などがあります。

ダイズオリゴ糖は、大豆タンパク質を利用した後の残りかすからつくられるオリゴ糖の総称です。エネルギーは、ショ糖の約半分と低カロリーで、熱や酸に強いのです。ダイズオリゴ糖を1日に3グラム摂取すると、腸内のビフィズス菌は数倍に増加するといわれています。

フラクトオリゴ糖は、消化酵素で分解されにくく、ビフィズス菌の増殖を促します。

ガラクトオリゴ糖は、乳糖をアルカリで処理してつくられます。ビフィズス菌の増殖を促し、タンパク質の消化・吸収を助ける働きがあります。

イソマルトオリゴ糖は、ハチミツ、味噌、しょう油などに含まれるオリゴ糖です。ビフィズス菌の増殖を促し、熱や酸にも強く、料理に利用するとうま味やコクがでます。

乳化オリゴ糖は、市販されている「オリゴのおかげ」や子供の下剤としても使われる「モンラック」などです。

オリゴ糖は、ねぎ、玉ねぎ、キャベツ、ゴボウ、納豆にも多く含有されています。またバナナやりんごなどの果物にも豊富ですので、毎朝、果物を食べたり、ジュースにしたりすると簡単に摂れます。

オリゴ糖の摂取の目安は、1日3〜5グラムですので、果物や豆乳などを利用すれば、無理なく必要量が摂れます。またペパーミント・ティーにオリゴ糖をいれれば、おいしくて効果的なのです。

また、和食の欠点ともいえる甘塩っぱい味を求めるのであれば、砂糖に代えてオリゴ糖を使用すれば血糖値の上昇を防いでくれるでしょう。

以上のような内容をまとめて考えますと、大麦（もち麦）や野菜、エキストラバージン・オリーブオイル、植物性乳酸菌（発酵食）などを上手に取り入れた地中海式和食が、老いないことに有用と示唆されます。

あとがき

人は、否が応でも歳を取っていくものです。

けれども、歳を取っても健康的な生活を送りたいものです。このようなことから、健康長寿と呼ばれる地域では、どのような物が食べられているのかに興味を持ちました。

完全な答えは、なかなか見つけるのは困難なのかもしれませんが、様ざまな食のスタイルをながめてみますと、加工品ではなく、手づくりの自然な食材や食品を上手に摂るのがよいようです。

もともとエキストラバージン・オリーブオイルが大好きで、『オリーブオイルで老いない体をつくる』（平凡社新書）という本まで書いてしまいました。

オリーブの樹は５０００年前から存在し、オリーブオイルも２０００年以上前からあるそうです。

このオリーブオイルを摂る地中海沿岸の地域は、比較的長寿だったのです。そして、地中海食は和食の食材と似ていることに気がついたのです。つまり、それが地中海式和食です。

長寿にとって、地中海型食生活も和食も有用なので、この２つのスタイルから、いいとこ取りをして考えた食のスタイルでした。


日本人の平均寿命は男性80・98歳、女性87・14歳です。そして、健康寿命は男性70・4歳、女性73・6歳と世界有数の長寿国となりました。

人は、いつまでも健康でいたいという願望があり、その気持ちが日々強くなるものです。しかし、どのようにして健康を維持するのかは、なかなか困難な問題です。

とくに健康に過ごせる期間、つまり健康寿命はそれほど長くはないのです。この健康寿命をいかにして延ばすかが、いま、問題になっているのです。

　本書で取り上げた人たち、あるいは地域の食事内容は、少しでも健康長寿を延ばすのに役立つと思っています。まずは、ご自身で食べてみて、おいしければ続けていけばよいのでしょう。いくら健康によいからといって、おいしくなければ続きません。私の医療従事者としての原点のひとつは、おいしく食べて元気に過ごすことを提案することです。

　最後になりましたが、本書を執筆するにあたって編集を担当していただいた平凡社新書編集部の和田康成氏に深く御礼申し上げます。

２０１７年８月１日

松生恒夫

【著者】
松生恒夫（まついけ つねお）
1955年東京都生まれ。松生クリニック院長。医学博士。80年、東京慈恵会医科大学卒業。同大学第三病院内科助手、松島病院大腸肛門病センター診察部長を経て、2004年1月より現職。日本内科学会認定医、日本消化器内視鏡学会専門医・指導医、日本消化器病学会認定専門医、日本東洋医学会専門医、日本大腸肛門病学会専門医。『老いない腸をつくる』『オリーブオイルで老いない体をつくる』（以上、平凡社新書）、『腸はぜったい冷やすな！』（光文社新書）など著書多数。

平凡社新書 854

老いない人は何を食べているか

発行日——2017年9月15日　初版第1刷

著者——松生恒夫

発行者——下中美都

発行所——株式会社平凡社
東京都千代田区神田神保町3-29　〒101-0051
電話　東京（03）3230-6580［編集］
　　　東京（03）3230-6573［営業］
振替　00180-0-29639

印刷・製本—株式会社東京印書館

装幀——菊地信義

ISBN978-4-582-85854-9
NDC 分類番号498.38　新書判（17.2cm）　総ページ208
平凡社ホームページ　http://www.heibonsha.co.jp/

平凡社新書　好評既刊！

536 食の街道を行く　向笠千恵子
鯖街道や塩の道など、食の流通・交流に関する道を辿り、食文化の原点を探る。

561 小栗上野介　忘れられた悲劇の幕臣　村上泰賢
混乱にあった幕末期の日本の構造改革に尽くした、小栗上野介の功績を振り返る。

592 「生き場」を探す日本人　下川裕治
成長著しいアジアに渡った中高年たち。その姿を通して見える今の日本とは。

635 昆虫食入門　内山昭一
昆虫は人類にとっての伝統食材。その「おいしさ」と可能性を広く深く探求！

665 40歳からはじめる健康学　知っておきたい栄養の話　島﨑弘幸
世間の健康常識にはもう迷わない！　若々しく健康でいるための基礎知識を紹介。

707 老いない腸をつくる　松生恒夫
腸のもつ働きを理解し、必要な食事法・食材を知れば、加齢はブロックできる！

766 和食は福井にあり　鯖街道からコシヒカリまで　向笠千恵子
昆布、サバ、カニ……日本の縮図・福井県で豊潤な和食文化を味わい尽くす。

800 オリーブオイルで老いない体をつくる　松生恒夫
老化を防止するための様々な可能性を秘めた、オリーブオイルの最新の効能とは？